Pratishtha Tanwar

Técnicas de Obturação

Pratishtha Tanwar

Técnicas de Obturação

Avanços

ScienciaScripts

Cover image: www.ingimage.com

This book is a translation from the original published under ISBN 978-620-8-01217-5.

Publisher:
Sciencia Scripts
is a trademark of
Dodo Books Indian Ocean Ltd. and OmniScriptum S.R.L publishing group

120 High Road, East Finchley, London, N2 9ED, United Kingdom
Str. Armeneasca 28/1, office 1, Chisinau MD-2012, Republic of Moldova, Europe
Printed at: see last page
ISBN: 978-620-8-15755-5

Índice

INTRODUÇÃO

O sucesso da endodontia baseava-se originalmente na tríade de desbridamento, desinfeção completa e obturação, sendo todos os aspectos igualmente importantes. Atualmente, o sucesso do tratamento dos canais radiculares baseia-se em princípios mais amplos. Estes incluem o diagnóstico e o planeamento do tratamento; o conhecimento da anatomia e morfologia; os conceitos tradicionais de desbridamento, desinfeção completa e obturação; e a restauração coronal.[1]

O clássico "estudo de Washington" deu o mote, ao observar que 58,66% dos insucessos endodônticos eram causados por obturação incompleta. Por conseguinte, a obturação tridimensional do canal radicular com um material de obturação inerte e a criação de uma vedação estanque a fluidos e bactérias estão entre os principais objectivos de um tratamento de canal radicular bem sucedido.[2]

A Associação Americana de Endodontia define a obturação do canal radicular como "o preenchimento tridimensional de todo o sistema de canais radiculares o mais próximo possível da junção cementodentinária".[3]

A obturação do sistema de canais radiculares é um componente integral na promoção da cicatrização periapical e na prevenção da progressão da doença. O material de obturação do canal radicular consegue este objetivo através da redução da microinfiltração e do sepultamento de quaisquer irritantes inflamatórios. A eficácia de um material para selar adequadamente o espaço do canal radicular é estabelecida pelas suas propriedades físicas e caraterísticas de manuseamento.[4] A gama de materiais vai desde o estanho, folha de ouro, pellets de algodão, com vários medicamentos de madeira, gesso, oxifosfato de zinco, óxido de zinco, parafina, pontas de cobre, vários metais, amálgama, cones de prata, até ao mais popular, a guta-percha. Ao longo do último século, foram introduzidos inúmeros materiais de obturação e técnicas de aplicação numa tentativa de obter uma barreira microbiológica dentro dos limites do sistema de canais radiculares. Os diferentes materiais têm as suas limitações e vantagens.

Assim, foram propostas, experimentadas e implementadas numerosas técnicas para obter as obturações mais densas.

Foram propostos muitos materiais diferentes para obturação dos canais radiculares, mas nenhum substituiu a guta-percha, que é universalmente aceite como o padrão de ouro.[5] A guta-percha, em várias formas, permaneceu o modelo como material de obturação dos canais radiculares durante o último século. A guta-percha tem sido o material de preenchimento dos canais radiculares preferido porque possui muitas propriedades favoráveis, que incluem compatibilidade biológica, estabilidade dimensional, maleabilidade, fácil colocação e remoção e radiopacidade. [4]

A técnica que utiliza a condensação lateral de cones de guta-percha com um cimento obturador do canal radicular é considerada uma técnica comummente aceite para a obturação em endodontia. Porém, com o uso dessa técnica, os canais laterais não poderiam ser obturados com guta-percha, pois o cimento preenchia a anatomia acessória, como aletas e deltas apicais, além de cimentar os pontos de guta-percha.[6] Por conseguinte, foram desenvolvidos vários outros métodos para a obturação dos canais radiculares com guta-percha quente, em que era possível o movimento do material para os canais laterais e deltas apicais. Estes incluem a condensação lateral quente, a condensação vertical quente, a compactação térmica, os sistemas de suporte revestidos e as técnicas termoplastificadas injectadas.

Estudos demonstraram que a guta-percha pode ser adaptada às paredes do canal radicular através de várias técnicas de obturação. Apesar da grande proximidade com as paredes dentinárias, foi demonstrado que a guta-percha não proporciona um selamento dentinário completo. Os potenciais espaços não preenchidos podem permitir fugas ao longo das interfaces selante-dentina e selante-obturação radicular, ou através de espaços vazios dentro do selante.[4] Assim, a capacidade de um selante para se ligar à estrutura do dente e ao material do núcleo é de considerável importância.

Foram introduzidos na endodontia vários tipos de selantes, incluindo os baseados em óxido de zinco eugenol, ionómero de vidro e uma gama de resinas. O interesse na aplicação da tecnologia adesiva à endodontia levou ao desenvolvimento de sistemas de obturação com um foco específico na obtenção de um monobloco no qual o material do núcleo, o agente de selamento e a dentina do canal radicular formam uma única unidade coesa.[7] O Resilon/Epiphany é o primeiro sistema de obturação que afirma formar um "monobloco" entre as paredes do canal e o material de obturação.[8] Outro sistema que emprega esta tecnologia é o Activ GP e o EndoRez. Estão disponíveis muitas técnicas e equipamentos de obturação para aumentar e melhorar a qualidade do selamento do canal radicular. Estas incluem a condensação lateral a frio, a condensação vertical, a condensação termomecânica, Obtura III, System B, Ultrafil, Thermafill, Sucessfill, Simplifil, etc. Obtiveram-se resultados satisfatórios com a utilização destes materiais obturadores, selantes e técnicas, mas nenhum dos materiais foi capaz de preencher completamente os critérios de um material de obturação ideal para o canal radicular.

Assim, o objetivo desta dissertação é fazer uma revisão crítica dos materiais de núcleo e selantes atualmente disponíveis, bem como dos vários métodos utilizados para a obturação dos sistemas de canais radiculares em endodontia.

HISTÓRIA

A arte de reter dentes doentes remonta a 200 a.C. **Joseph Zias** descobriu o mais antigo material de obturação de canal radicular conhecido no dente de um guerreiro nebateu enterrado no deserto do Negev há 2200 anos. O material de obturação radicular era um fio de bronze de 2,5 mm que tinha sido implantado no canal radicular.[9]

Anteriormente, os canais radiculares foram preenchidos com amálgama, amianto, bálsamo, bambu, cimento, cobre, folha de ouro, ferro, chumbo, oxicloreto de zinco, parafina, pastas, gesso de Paris, resina, borracha, pontos de prata e folha de estanho. Entre todos estes materiais, nenhum satisfazia os requisitos de um material de obturação ideal.

A procura de um material de obturação adequado para os canais radiculares terminou com a descoberta da "Gutta-Percha"[11] . As referências ao uso de Gutta-Percha para obturação de canais radiculares antes do século XX eram escassas e indistinguíveis. Além disso, antes de 1800, a obturação dos canais radiculares, quando efectuada, limitava-se ao ouro. A obturação subsequente com vários metais, oxicloreto de zinco, parafina e amálgama resultou num grau variável de sucesso e satisfação.

Em 1847, **Hill** desenvolveu o primeiro material de obturação de canais radiculares de guta percha, conhecido como "Hill's stopping". A preparação, que consistia principalmente em guta percha branqueada e carbonato de cal e quartzo, foi patenteada em 1848 e depois introduzida na profissão dentária[10] . Posteriormente, em 1867, Bowman reivindicou (perante a Sociedade Dentária de St. Louise) a primeira utilização de Guta Percha para uma obturação de canal num molar extraído .[10]

Em 1883, **Perry** afirmou que tinha estado a utilizar um fio de ouro pontiagudo, envolto em guta percha macia[10] . Começou também a usar guta percha enrolada em pontas e embalada num canal. As pontas eram preparadas cortando a guta percha da placa de base em tiras finas, aquecendo-as com um candeeiro, colocando-as na sua caixa operatória e enrolando-as com outra superfície plana. Antes de colocar a ponta final de guta-percha, saturou a cavidade do dente com álcool; a atração capilar deixou o álcool correr para dentro do canal, amolecendo a goma-laca para que a guta-percha pudesse ser embalada.[10]

Em 1887, a **S.S White Company** começou a fabricar pontas de guta-percha .[10]

Em 1893, **Rollins** introduziu um novo tipo de guta percha à qual adicionou vermelhão. Como o vermelhão é um óxido puro de mercúrio e, portanto, perigoso nas quantidades sugeridas por Rollin, muitas pessoas criticaram esta técnica .[12]

Em 1914, **Callahan** introduziu o amolecimento e a dissolução da própria guta-percha para servir de agente, através da utilização de colofónias.

Ingle e Levin foram os primeiros a propor a normalização dos instrumentos de canal radicular e do material de obturação e, a seu pedido, a guta percha normalizada foi introduzida na profissão em 1959, após a 2nd Conferência Internacional de Endodontia em Filadélfia .[9]

Em 1976, um grupo evoluiu para a atual Organização Internacional de Normalização (ISO) para aprovação da especificação de instrumentos para canais radiculares e materiais de obturação. A especificação da ADA para pontas de guta-percha é a n.º 78.

Em 1977, a obturação com guta percha termoplastificada injetável foi introduzida na profissão.

Em 1978, **Johnson** descreveu um método único e simples de obturação do canal com guta percha termoplastisada de fase alfa levada para dentro do canal numa lima endodôntica.

Um conceito totalmente novo de amolecimento e compactação da guta-percha pelo calor foi introduzido por **McSpadden** em 1979.

1994: **James R Roans** introduziu a técnica Inject-R-fill. O Inject-R-fill, um tubo metálico de tamanho miniatura que contém guta-percha convencional, simplifica a compactação vertical aquecida alterando o processo de preenchimento.

1996: **Buchanan** desenvolveu um novo método de compactação vertical de guta-percha quente, ou seja, a técnica de condensação por onda contínua. Diz-se que simplifica e acelera a condensação vertical do sistema de canais radiculares.

1997: **Russi, Sater e Grosrey** relataram a obturação do canal radicular com uma nova técnica de vácuo. Foi colocado um bocal no dente e os canais radiculares foram secos através da aplicação de vácuo de uma bomba de vácuo de 4 fases.

1998: **A Martin & Martin** introduziu a guta-percha medicada (MGP).

1999: **Santos DN et al.** introduziram o método de obturação seccional Simplifil/LightSpeed. Foi concebido para corresponder de perto ao tamanho correspondente de um instrumento LightSpeed utilizado para limpar mecanicamente o canal.

2003: A Resilon Research, LLC introduziu o Sistema de Obturação Resilon™ à base de resina.

OBJECTIVOS DA OBTURAÇÃO[1]

A obtenção de uma "vedação hermética" é frequentemente citada como um dos principais objectivos do tratamento do canal radicular. De acordo com as definições do dicionário, a palavra hermético significa selado contra a fuga ou entrada de ar - ou ser tornado hermético por fusão ou selagem. Em termos endodônticos, o termo hermético é inapropriado; em vez disso, termos como vedação estanque a fluidos, impermeável a fluidos ou estanque a bactérias são mais contemporâneos e apropriados.[1] **Schilder** descreveu o objetivo final dos procedimentos endodônticos como sendo "a obturação total do espaço do canal radicular". Ele também afirmou que, em última análise, é a vedação do complexo sistema de canais radiculares do osso periodontal que garante a saúde do aparelho de fixação contra a rutura de origem endodôntica".

Há quase uma década, Dubrow questionou a validade de um "selo hermético" produzido por pontas de prata ou guta-percha e selante.

A entrada de bactérias e toxinas bacterianas tem sido descrita como a principal causa de irritação dos tecidos. Mesmo na ausência de bactérias, o soro degradado pode servir como um irritante do tecido periapical. Tem sido apontado que as bactérias são a principal fonte de inflamação perirradicular persistente e de fracasso endodôntico.

Assim, pode deduzir-se que, após o desbridamento total do espaço radicular, "o desenvolvimento de uma vedação estanque do forame apical e a obliteração total do canal radicular" devem seguir-se para assegurar a melhor hipótese de sucesso a longo prazo .[9]

A fase final do tratamento endodôntico consiste em preencher todo o sistema de canais radiculares e todos os seus percursos anatómicos de forma completa e densa com agentes de selagem herméticos não irritantes. A obliteração total do espaço do canal e o selamento perfeito do forame apical na junção dentina-cemento e do canal acessório em locais que não o ápice da raiz com um material inerte, dimensionalmente estável e biologicamente compatível são os objectivos para um tratamento endodôntico consistentemente bem-sucedido.

QUANDO OBTURAR O CANAL[1]

Os factores que influenciam o momento adequado para obturar um dente incluem os sinais e sintomas do paciente, o estado da polpa e do tecido perirradicular, o grau de dificuldade e o tratamento do paciente.

- **DENTES COM TECIDO PULPAR VITAL**

Os procedimentos de tratamento num só passo são aceitáveis quando o paciente apresenta uma polpa total ou parcialmente vital. A remoção do tecido pulpar normal ou inflamado e a realização do procedimento em condições asépticas devem resultar num bom resultado devido à relativa ausência de contaminação bacteriana. A obturação na consulta inicial também impede a contaminação resultante de fugas durante o período entre as consultas do paciente.

O tratamento eletivo do canal radicular por razões de restauração pode ser concluído numa visita, desde que a polpa seja vital, até certo ponto, e o tempo o permita.

- **DENTES COM TECIDO PULPAR NECRÓTICO**

Os pacientes que apresentam necrose com ou sem patologia periapical assintomática (periodontite apical crónica, abcesso apical crónico, osteíte de condensação) podem ser tratados numa única consulta. Quando os pacientes apresentam sintomas agudos causados por necrose pulpar e abcesso perirradicular agudo, a obturação é geralmente adiada até o paciente ficar assintomático.

Durante a década de 1970, houve uma preocupação com o momento da obturação. A realização do tratamento endodôntico numa única consulta era controversa. Estudos demonstraram que a incidência de dor não aumentava nos pacientes tratados numa consulta em comparação com os tratados em várias consultas.

Em contraste com os dentes com tecido pulpar vital, os dentes com necrose pulpar apresentam frequentemente contaminação bacteriana e podem exigir uma abordagem diferente ao tratamento. Sjogren e colaboradores levantaram questões sobre o prognóstico a longo prazo dos dentes que apresentam tecido pulpar necrótico e periodontite apical numa única consulta.

Estudos laboratoriais controlados apoiam a utilização de hidróxido de cálcio como agente antimicrobiano antes da obturação de dentes com necrose pulpar. Alguns estudos sugerem que se deve efetuar uma limpeza e moldagem completas e colocar hidróxido de cálcio como agente antimicrobiano e obturador temporário em casos necróticos que não podem ser tratados numa visita, porque os investigadores observaram que as bactérias em canais instrumentados e não preenchidos podem multiplicar-se e atingir os seus valores pré-tratamento em 2 a 4 dias.

Em geral, a obturação pode ser efectuada após os procedimentos de limpeza e moldagem quando o canal pode ser seco e o paciente não apresenta inchaço. Uma exceção é a presença ou persistência de exsudação do canal. A obturação de um canal que não pode ser seco é contra-indicada.[1]

EXTENSÃO DA OBTURAÇÃO DO CANAL RADICULAR[1]

Uma das controvérsias em endodontia que permanece por resolver é o limite apical do tratamento do canal radicular e da obturação.

Os primeiros estudos identificaram a junção cemento-dentinária como o limite apical para a obturação. No entanto, este ponto de referência histológico não pode ser determinado clinicamente, e tem-se verificado que é irregular dentro do canal. A junção cemento-dentinária pode ser vários milímetros mais alta na parede mesial quando comparada com a parede distal. Além disso, a junção cemento-dentinária não coincide com a porção mais estreita do canal ou com a constrição apical.

Tradicionalmente, o ponto apical de terminação tem estado a aproximadamente 1 mm dos ápices radiográficos, conforme determinado por radiografias. Kuttler observou que a anatomia apical consiste no diâmetro maior do forame e no diâmetro menor da constrição, sendo a constrição apical identificada como a porção mais estreita do canal. A distância média entre o forame e a constrição foi de 0,5 mm, com o forame variando em distância do ápice até 2,5 mm (Fig. 1). Kuttler também observou que a distância do forame à constrição aumenta com a idade devido à deposição de cemento. Um estudo observou que a anatomia clássica descrita por Kuttler estava presente em apenas 46% dos dentes. Outras variações identificadas foram a constrição afunilada, a multiconstrição e a constrição paralela (classificação de Dummer).

A reabsorção radicular é um fator adicional na determinação do comprimento. A reabsorção é mais comum com a necrose e a reabsorção óssea apical, o que pode resultar na perda da constrição.

Um estudo do grupo de Toronto sobre o prognóstico do retratamento identificou a perfuração, a doença perirradicular pré-tratamento e o comprimento adequado da obturação do canal radicular como factores que influenciam significativamente o sucesso e o insucesso. Especulou-se que os canais preenchidos com mais de 2 mm de comprimento abrigavam tecido necrótico, bactérias e substâncias irritantes que, quando retratados, poderiam ser limpos e selados.

A importância do controlo do comprimento na obturação está relacionada com a extrusão de materiais. Estudos indicam que a extrusão diminui o prognóstico de regeneração completa.

Enquanto a diretriz de 1 mm a partir do ápice radiográfico permanece racional quando se utilizam radiografias, o ponto de terminação apical da preparação e obturação permanece empírico. A utilização do localizador apical em conjunto com as radiografias e um bom julgamento clínico torna a decisão mais lógica. A necessidade de compactar a guta-percha e o selante contra a matriz dentinária apical (constrição do canal) é necessária para evitar a extrusão de materiais para os tecidos periapicais. A decisão sobre o local da constrição apical do canal baseia-se no conhecimento básico do clínico sobre a anatomia apical, na sensação tátil, na interpretação radiográfica, nos localizadores apicais, na hemorragia apical e (se não estiver anestesiado) na resposta do paciente.1

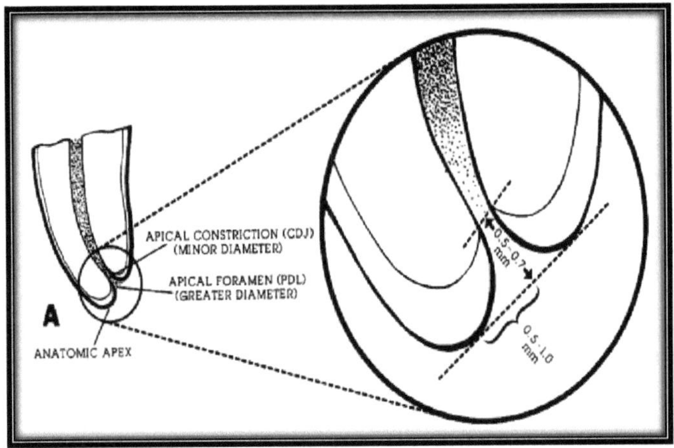

Fig.1 Terminação ideal da preparação e obturação do canal. **A**, A constrição apical na junção cemento-dentinária marca o fim do canal radicular deste ponto até ao ápice anatómico (0,5 a 0,7 mm), o tecido é periodontal

MATERIAIS UTILIZADOS PARA OBTURAÇÃO

Os materiais utilizados para a obturação dos canais radiculares têm sido muitos, desde o gesso de Paris, o amianto e o bambu até aos metais preciosos como o ouro e a platina. A profissão rejeitou muitos materiais de obturação utilizados, por serem impraticáveis, irracionais ou biologicamente inaceitáveis[9] . Os materiais obturadores primários são normalmente sólidos ou semi-sólidos (em pasta ou amolecidos). Constituem a maior parte do material que irá preencher o espaço do canal e podem ou não ser utilizados em conjunto com um selante. No entanto, um selante é essencial com a maioria dos materiais de obturação do núcleo. Estes materiais podem ser introduzidos nos canais de diferentes formas e podem ser manipulados por diferentes meios uma vez lá dentro. A imaginação (e o marketing) correm desenfreadamente, resultando numa variedade de materiais e técnicas.

CLASSIFICAÇÕES

1. **Grossmann**[15] agrupou os materiais de enchimento aceitáveis em :
   I. Plásticos
   II. Sólidos
   III. Cimentos
   IV. Pastas

2. De acordo com **Torabinejad**

   Pastas

   I. Materiais semi-sólidos
      i. Guta percha
      ii. Acrílico
   II. Materiais sólidos
      i. Materiais semi-rígidos/ flexíveis
         a) Cones de prata
         b) Instrumentos em aço inoxidável

      ii. Materiais rígidos
         a) Cone vitalliurn
         b) Cone de implante de cromo-cobalto

REQUISITOS PARA UM MATERIAL DE OBTURAÇÃO IDEAL PARA O CANAL RADICULAR

Os princípios de um material de obturação ideal para o canal radicular foram destacados por Brownlee em 1900 e reiterados por Grossman em 1940 .[12]

Grossman sugeriu que a obturação ideal deveria

- Ser facilmente introduzido no canal.
- Selar o canal lateral e apicalmente.
- Não encolhe depois de ser inserido.
- Ser bactericida ou, pelo menos, desencorajar o crescimento bacteriano.
- Ser radiopaco.
- Não mancha a estrutura dentária.
- Não irritam os tecidos periapicais nem afectam a estrutura dentária.
- Ser estéril ou facilmente esterilizável.
- Ser facilmente removido do canal radicular.
- Ser impermeável à humidade e não poroso.

Os materiais de obturação primários são normalmente sólidos ou semi-sólidos (em pasta ou na forma amolecida). Constituem a maior parte do material que irá preencher o espaço do canal e podem ou não ser utilizados em conjunto com um selante. No entanto, um selante é essencial para a maioria dos materiais de obturação do núcleo. Estes materiais podem ser introduzidos nos canais sob diferentes formas e podem ser manipulados por diferentes meios uma vez lá dentro.

GUTTA-PERCHA

A "GUTTA-PERCHA" foi introduzida pela primeira vez como material de restauração e, mais tarde, transformou-se num material de obturação endodôntica indispensável, sendo aceite como material dentário há mais de 100 anos .[16]

Tornou-se a "alma" da endodontia, no seu desenvolvimento como especialidade. A guta-percha é, de longe, o material de obturação de canais radiculares com núcleo semi-sólido mais utilizado universalmente e pode ser classificada como um material plástico semi-sólido.

DESCOBERTA E AS SUAS UTILIZAÇÕES HISTÓRICAS:

Gutta-percha é um nome derivado de duas palavras.

"Getah" - significa goma

Pertja" - nome da árvore em língua malaia

Mesmo muito antes de a Guta-percha ter sido introduzida no mundo ocidental, era utilizada em bruto pelos nativos do arquipélago da Malásia para fazer cabos de facas, bengalas e para vários outros fins. Ao percorrermos a história da Guta-percha, há uma história interessante sobre a sua descoberta. A primeira pessoa a descobrir este material foi John Tradescant, que o trouxe após as suas viagens do Extremo Oriente em 1656. Chamou a este material "madeira de Mazer"[17] .

Mas a honra da introdução deste material cabe ao Dr. William Togmerie, que era um oficial médico ao serviço da Índia. Foi o primeiro a apreciar o potencial deste material na medicina e por isso foi galardoado com a medalha de ouro pela Royal Society of Arts, Londres, em 1843 .[18]

Logo que foi introduzido, passou a ser utilizado como meio isolante na instalação de cabos subterrâneos de água do mar .[19]

A primeira patente de guta-percha foi registada por **Alexander, Cabriol e Duclos** para um laminado constituído por três camadas denominado "tecido de guta-percha".

Havia jóias e ornamentos feitos de guta-percha, que era considerado um material precioso na altura.

A sua introdução simplificou o fabrico de bolas de golfe. A primeira bola de guta-percha moldada à mão foi introduzida por **James Patterson** em 1845 . [20]

Na medicina, a guta-percha era utilizada como tala para segurar articulações fracturadas e também no fabrico de cabos de pinças e cateteres. Nas doenças de pele, era utilizada pelos dermatologistas, nomeadamente contra a varíola, a erisipela, a psoríase e o eczema.

FONTES[11]

A guta-percha é um extrato coagulado seco de árvores de Palaquium Blanco gnus da família Sapotaceae. Estas árvores são habitantes naturais do Sudeste Asiático, nomeadamente do arquipélago da Malásia e da Indonésia.

Os sucos concretos de Isonandra gutta, Palaquium gutta e Dichopsis gutta são as principais árvores de onde se obtém o material de guta-percha.

Estas árvores produtoras de guta-percha são árvores médias a altas, nas quais se efectuam uma série de cortes (cortes concêntricos ou em forma de V) para obter o sumo. As folhas destas árvores também contribuem de forma mínima para a produção de guta-percha.

FONTES ENDÓGENAS[11]

Na Índia, as espécies deste género são muito escassas. As espécies encontradas são Palaquium obavatum, Palaquium polyanthum, Palaquium ellipticum e Palaquium gutta em Assam e Western ghats. A Palaquium gutta foi recentemente introduzida e plantada nos jardins botânicos de Bangalore. A plantação autóctone destas árvores pode ser feita como a seringueira e as perspectivas são encorajadoras. Entre as várias árvores, a Palaquium oblongifolium é adequada para plantações, mas produz pouca quantidade de guta.

OUTROS SUBSTITUTOS [11]

Entre todos os substitutos disponíveis para a guta-percha pura, o mais importante é a Guttabalata ou guta-percha do Suriname, obtida da Mimusops globsa (árvore-bala), na América do Sul. Contém mais proporções de resina do que a verdadeira guta.

Os outros substitutos são de:

Butyrospermum park (árvore de manteiga de karité da África Ocidental)

Dyera costulata (da Malaia e do Bornéu)

Maytenusphyllanthoilles (México)

Calatropis giganlea (árvore de Madar da Índia)

Espécie Manilkara (balata inferior - América do Sul).

QUÍMICA [11]

A guta-percha é um isómero trans do poli-isopreno que é mais duro, mais frágil e menos elástico do que a borracha natural mais conhecida. A sua estrutura química é 1,4, transpoli-isopreno (Fig. 2).

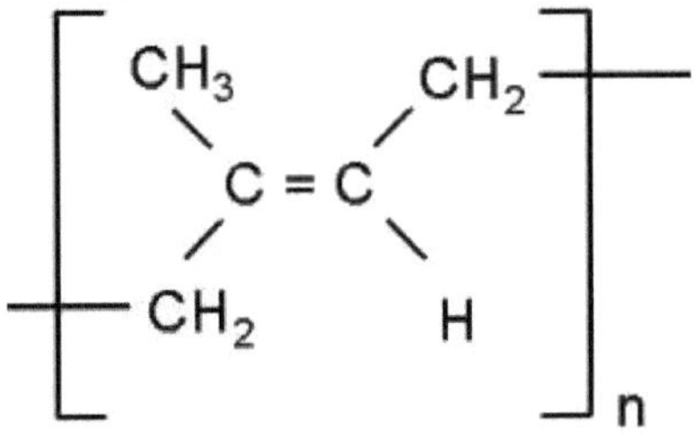

$$\left[-CH_2-C(CH_3)=CH-CH_2- \right]_n$$

Fig.2 - Estrutura química

Uma vez que a sua estrutura molecular é próxima da da borracha natural, que é um cis-isómero do poli-isopreno, tem várias semelhanças, mas uma diferença na forma faz com que as suas propriedades mecânicas se comportem mais como polímeros cristalinos.

Na forma bruta, a sua composição é

Guta - 75-82%

Albânia - 14-16%

Fluavil - 4-6% e contém também tanino, sais e substância sacarina.

O cone de Gutta-Percha é constituído por (pelo Dr. William Montogmerie):

Guta 20% - Matriz

Óxido de zinco 65% - Enchimento

Sulfatos metálicos 10% - Radiopaca

Ceras/resinas 5% - Plastificantes

DIFERENTES FASES DA GUTA-PERCHA [21]

Quimicamente e fisicamente, a balata e a guta-percha parecem ser essencialmente idênticas, os investigadores neste domínio podem ter recebido balata para testar e ter-lhes dito que era guta-percha. Em todo o caso, a questão parece ser discutível e qualquer um dos produtos é aqui designado por "guta-percha". A guta-percha quimicamente pura existe em duas formas cristalinas distintamente diferentes (α e β), que podem ser interconvertíveis.

A guta-percha natural proveniente diretamente da árvore está na forma α. No entanto, o produto mais comercialmente disponível está na forma β.

Existem poucas diferenças nas propriedades físicas entre as duas formas, apenas uma diferença na estrutura cristalina, dependendo do processo de recozimento e/ou estiramento utilizado no fabrico do produto final. Durante o processo de fabrico, se o arrefecimento for rápido, obtém-se a forma β. Se o arrefecimento for lento, inferior a 0,5°C/hora, surge a forma α. Existe outra forma instável Υ, que é de natureza amorfa .[12]

α - líquido, pegajoso e pegajoso (42-49°C)" (menor viscosidade) [11]

β - sólido, compactável e alongável (53-59°C) (maior viscosidade)

Υ- semelhante a α (instável) (52-56°C) (amorfo)

As transições entre os polimorfos de baixo e alto ponto de fusão da Gutta-percha são fenómenos reversíveis e cíclicos".

O efeito do aquecimento na alteração volumétrica da guta-percha é muito importante para a medicina dentária. O significado destas fases, para além das alterações nas propriedades físicas, é que o material se expande, quando aquecido, das fases β para α ou Υ (1-3%). Quando arrefecido até à fase β, ocorre a contração e o grau de contração é superior ao grau de expansão e difere até 2% . [22]

Isto significa que se a guta-percha for aquecida acima dos 42-49°C e depois inserida num canal preparado, deve ser aplicado um procedimento de condensação para diminuir o problema da contração .[23]

Tradicionalmente, a forma β da guta-percha era utilizada para melhorar a estabilidade, a dureza e reduzir a viscosidade. No entanto, através de um processamento especial para a formulação do composto de guta-percha, foram introduzidas mais formas do tipo α. Mas a guta-percha de fase α com baixa viscosidade fluirá com menos pressão ou tensão e criará um enchimento mais homogéneo. Vários fabricantes introduziram produtos para tirar partido destas propriedades . [10]

ENVELHECIMENTO DA GUTA-PERCHA

O envelhecimento dos cones de guta-percha provoca a sua fragilização. A Encylopedia Brittanica l0th edition refere que a oxidação dos cones de guta-percha provoca fragilidade. O armazenamento sob luz artificial também acelera o ritmo de deterioração.

Os cones frágeis envelhecidos podem ser reutilizados através de um processo de rejuvenescimento por tratamento térmico de arrefecimento. Os cones são imersos em água quente da torneira (>55° C) durante um ou dois segundos e depois imediatamente imersos em água fria da torneira (< 20° C) durante vários segundos .[25]

Sorin e Oliet descreveram este processo de envelhecimento e introduziram uma técnica para rejuvenescer o cone frágil envelhecido através da imersão momentânea em água quente (55° C) seguida de arrefecimento instantâneo em água fria.

VANTAGENS DA GUTA-PERCHA

- Compactabilidade
- A guta-percha permite uma excelente adaptação às paredes de um canal
- Inércia
- É menos reativo do que os cones de prata.
- Estabilidade dimensional
- A guta-percha quase não sofre alterações dimensionais após a conclusão da condensação no canal.
- É bem tolerado pelos tecidos.
- A guta-percha é radiopaca, pelo que é facilmente reconhecível numa radiografia.
- Torna-se plástico quando aquecido.
- Tem solventes conhecidos O clorofórmio e o éter podem ser utilizados como solventes.
- É facilmente esterilizado antes da inserção
- Não mancha.
- Não favorece o crescimento bacteriano.

DESVANTAGENS DA GUTA-PERCHA

- **Falta de rigidez**

A guta-percha dobra-se facilmente quando sujeita a pressão lateral, o que torna difícil a sua utilização em canais laterais.

- **Falta de controlo do comprimento**

Para além da sua capacidade de compactação, a guta-percha permite a distorção vertical por estiramento; a menos que encontre uma obstrução ou seja embalada contra uma matriz definida ou um ponto de paragem, há pouco controlo sobre a profundidade que irá atingir.

- Não sela um canal apical ou lateralmente, a menos que seja combinado com um cimento ou selante de canal radicular.
- Quanto mais plastificada for a guta-percha, maior será a contração do material de obturação à medida que este arrefece ou regressa ao seu estado de núcleo sólido.
- Tem um prazo de validade limitado. Torna-se quebradiço com a idade, um processo acelerado com o calor e retardado com a refrigeração.

FABRICO COMERCIAL DE GUTA-PERCHA [11]

Tal como provém da árvore, a guta-percha é de cor branca. Através da adição de corantes, a guta-percha pode ser transformada em qualquer cor do arco-íris. Durante muitos anos, foi tingida de cor-de-rosa ou vermelho para uso endodôntico, porque essa era a cor da polpa, que substituía.

Existem dois métodos de preparação dos cones de guta-percha:

1. **Coagulação**

A seiva que escorre da árvore é recolhida e colocada numa panela e fervida com um pouco de água. É fervida e depois amassada sob água corrente. O método químico de coagulação consiste em adicionar à seiva recolhida da árvore uma mistura de álcool e creosoto (20:1), amoníaco, água de cal ou soda cáustica.

2. **A técnica de Obach**

A polpa obtida da árvore é misturada com água e aquecida a 75°C para libertar os fios de guta-percha e depois é arrefecida a 45°C. A guta-percha floculada que se obtém chama-se "guta amarela" e contém 60% de poli-isopreno e 40% de contaminantes (resina, proteínas, sujidade e água). A guta amarela é depois misturada com gasolina industrial fria a uma temperatura inferior a 0°C. Este tratamento não só flocula a guta-percha como também dissolve as resinas e desnatura as proteínas residuais. Após a remoção da gasolina fria, os fios de guta-percha desresinados são dissolvidos em água quente a 75°C e as partículas de sujidade são deixadas precipitar. A solução residual amarelo-esverdeada assim formada é então branqueada com argila activada, filtrada para remover quaisquer partículas e depois destilada a vapor para remover a gasolina. A Guta-percha "final ultra pura" tem cheiro a gasolina, antes de ser modificada com cargas para a sua formulação final de produto comercial.

FORMAS ACTUAIS DE GUTA-PERCHA DISPONÍVEIS [11]

Ao longo dos anos, têm sido defendidos vários métodos para obturar o canal radicular com guta-percha e cimento. Assim, estão disponíveis várias formas de guta-percha para utilização e as formas actuais são:

- Pontas de guta-percha de núcleo sólido
  - Normalizado
  - Não normalizado
- Guta-percha termo-mecânica compactável
- Guta-percha termo plastificada
  - Sistema de núcleo sólido
  - Forma injetável
- Guta-percha medicada

PONTOS DE GUTA-PERCHA DE NÚCLEO SÓLIDO

As pontas de guta-percha estão disponíveis em dois estilos:

- Os tamanhos normalizados

- Os tamanhos não normalizados.

Cones normalizados

O mais fácil de utilizar para um cone mestre é o estilo normalizado, disponível nos tamanhos ISO das limas de canais radiculares de 15 a 140, em conformidade com a largura apical e a conicidade do instrumento normalizado.

De acordo com os requisitos da norma ISO, o diâmetro d_1 como projeção da ponta da ponta de guta-percha, não pode desviar-se mais de 0,004 mm do tamanho ISO indicado[24] . São utilizados predominantemente como o principal material de núcleo para obturação. Estes cones são mais populares há anos, desde a normalização do sistema de limas fig.3.

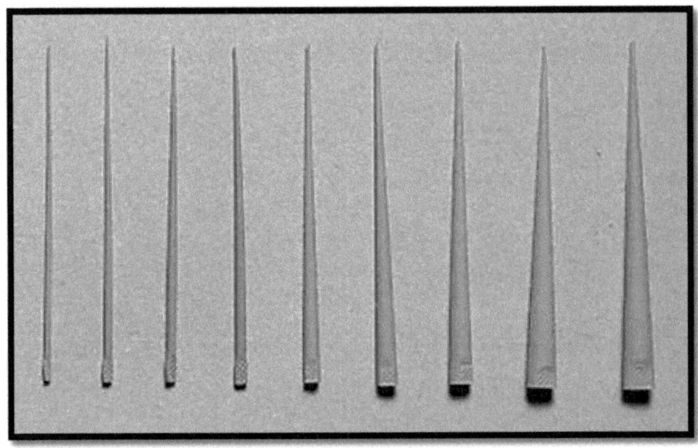

Fig.3. CONES NORMALIZADOS

Cones não normalizados

Uma única ponta de guta-percha não consegue preencher completa e uniformemente um canal que, apesar de uma preparaçãopadronizada, tem normalmente uma forma irregular. Por conseguinte, as pontas acessórias não normalizadas, que são mais cónicas, têm de ser inseridas com a ajuda de instrumentos de dispersão com formas desiguais fig. 4.

Contrariamente a uma opinião generalizada, a guta-percha não é compressível, exceto sob pressões muito elevadas, superiores a 2000 psi (baixa compressibilidade). No entanto, devido a espaços relacionados com a sua preparação, pode ser pressionada em conjunto (compactibilidade). Por conseguinte, recomenda-se que as duas primeiras pontas acessórias sejam padronizadas ou, melhor ainda, que sejam utilizadas as novas pontas e espalhadores combinados.

Os cones não normalizados têm um cone aumentado e estão disponíveis por tamanho descritivo, do mais pequeno ao maior:

- Extra-fino
- Fino - fino
- Médio-fino
- Ótimo
- Médio
- Médio grande
- Grande
- Extra-grande

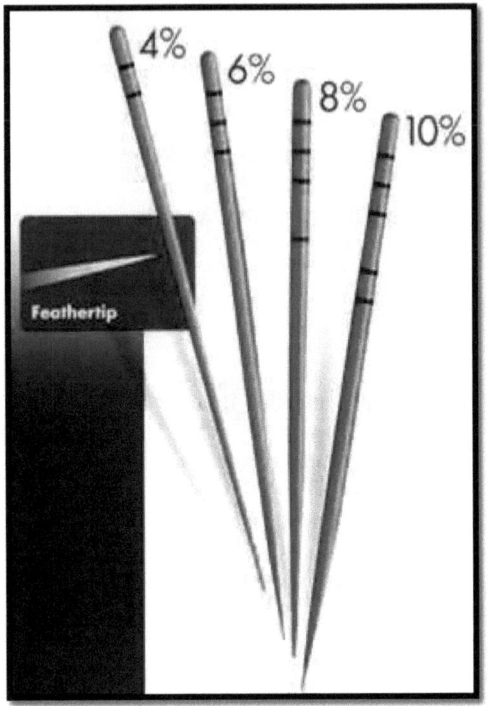

Fig. 4 CONES NÃO NORMALIZADOS

Estes cones são utilizados principalmente em canais de forma invulgar e como auxiliares nas técnicas de condensação. Os cones são codificados por cores para uma identificação imediata. Vários fabricantes pintaram a extremidade larga com cores (branco, amarelo, vermelho, azul, verde ou preto) para indicar o tamanho adequado. Alguns fabricantes apresentam todo o cone, e não apenas a ponta, nas cores acima referidas.

Assim, as várias formas de guta-percha disponíveis no mercado são um reflexo do avanço tecnológico e da sofisticação, que ajudam a facilitar o trabalho e a melhorar a eficiência na obturação dos canais radiculares.

ESTERLIZAÇÃO

A guta-percha não pode ser esterilizada. Pode, no entanto, ser desinfectada com álcool isopropílico a 70%, clorexidina a 2% ou hipoclorito de sódio a 5% em 1 a 2 minutos.

NOVOS AVANÇOS NA GUTA-PERCHA

CONES DE GUTA-PERCHA REVESTIDOS DE RESINA[26]

Existe um interesse crescente na utilização de selantes à base de resina de metacrilato em endodontia, uma vez que podem ser utilizados com adesivos dentinários para ligação à dentina intrarradicular. Além disso, os monómeros hidrofílicos da resina de metacrilato podem ser incorporados nos cimentos dos canais radiculares para facilitar uma melhor penetração da resina nos túbulos dentinários após a remoção da camada de esfregaço endodôntico.

Este conceito de ligação, no entanto, é dificultado pela falta de uma união química entre o componente de poli-isopreno da guta-percha e as resinas à base de metacrilato. Para contornar este problema, os cones de guta-percha convencionais são revestidos com resinas fig.5. Uma resina invulgar é criada através da reação inicial de um dos grupos isocianato de um di-isocianato com o grupo hidroxilo de um polibutadieno terminado em hidroxilo, uma vez que este último é ligável ao poli-isopreno hidrofóbico. Segue-se o enxerto de um grupo funcional de metacrilato hidrofílico no outro grupo isocinato do di-isocinato, produzindo um revestimento de resina de guta-percha que é ligado ao vedante de resina à base de metacrilato. Recomenda-se que o cone de guta-percha revestido de resina seja utilizado com um selante de resina hidrofílica de cura dupla à base de metacrilato.

DESVANTAGENS

- Contração de polimerização

- Em casos de retratamento, a remoção da resina é difícil ou impossível em canais radiculares curvos

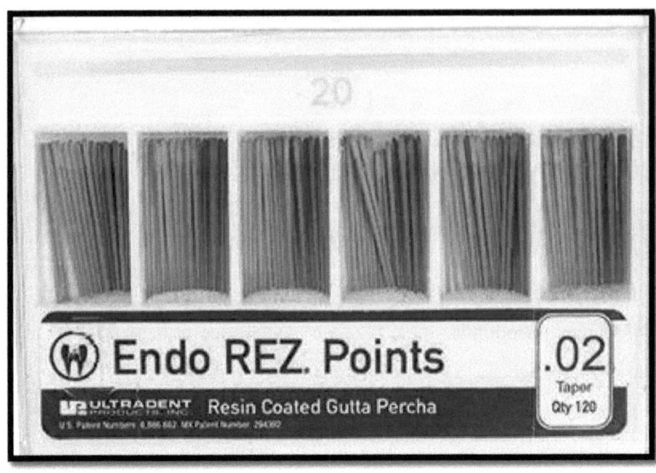

Fig.5 CONES DE GUTTA PERCHA REVESTIDOS COM RESINA

2. PASTA DE OBTURAÇÃO DE CANAIS RADICULARES GUTTA-FLOW[27]

GuttaFlow® é um novo sistema autopolimerizável que combina dois produtos num só, o vedante e a pasta de guta percha. GuttaFlow® contém partículas de guta-percha como material de enchimento. O tamanho do material de enchimento é inferior a 30 microns. Contém também um vedante. O material é fluido e endurece em 10 minutos. É facilmente aplicado com espirais de lentulo ou seringas de aplicação. Uma grande desvantagem dos sistemas de obturação a quente é o facto de a guta-percha aquecida encolher durante o processo de arrefecimento, o que leva a fugas na obturação radicular. GuttaFlow® é a primeira guta-percha fluida, não aquecida, que não encolhe, mas expande ligeiramente (0,2%), resultando numa excelente vedação do canal radicular.

GuttaFlow® tem excelentes propriedades de fluxo que permitem uma distribuição óptima do produto ao longo do canal radicular. O material é tixotrópico, a viscosidade diminui sob pressão, pelo que GuttaFlow® flui até ao mais pequeno dos canais.

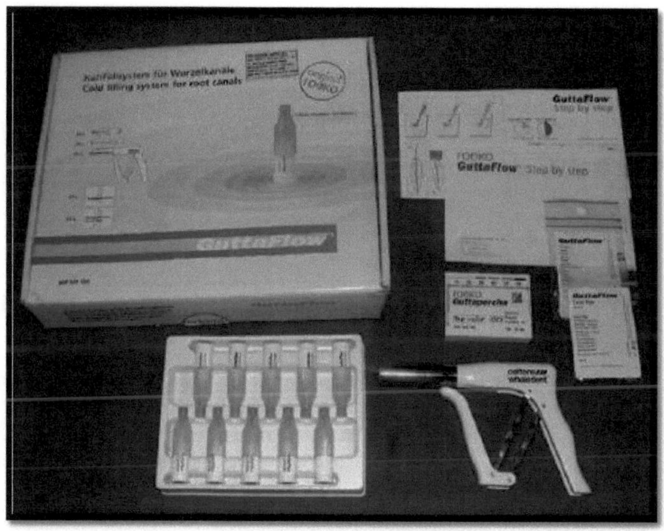

Fig.6 - Sistema GUTTA-FLOW

SOLUBILIDADE

Através do contacto com fluidos corporais, os materiais podem dissolver-se ao longo dos anos, criando espaço para a colonização bacteriana. A maioria dos materiais de selagem de canais radiculares padrão são solúveis num grau variável. A solubilidade da GuttaFlow® é praticamente nula. De facto, os testes de acordo com a norma ISO 6876:2001 mostram uma solubilidade de 0 %. Isto resulta numa obturação do canal radicular dimensionalmente estável e impermeável.

No entanto, deve ter-se em atenção que a Gutta-flow pertence à categoria das pastas de obturação de canais radiculares, que apresentam um elevado risco de enchimento excessivo.

O fabricante alega uma melhor vedação e uma boa adaptabilidade devido ao aumento da fluidez e ao facto de este material se expandir ligeiramente durante o endurecimento.

VANTAGENS [28]

- Guta-percha e selante num só produto

- Sem calor - Sem encolhimento

- Fluxo excelente

- Fácil de manusear, simples de utilizar (não é necessária condensação)

- Permite uma excelente preparação pós-operatória (sem suporte de plástico para remover)

- Facilmente removível durante o retratamento

- Assegura uma selagem muito apertada do canal radicular

- Radiopaca para uma excelente avaliação radiológica

- Não é necessário aquecedor

Num estudo, as raízes foram digitalizadas com micro-CT e foram efectuadas medições do volume de espaços vazios e lacunas nas raízes obturadas, utilizando um software de CT especializado, que mostrou a percentagem mais baixa de volume de espaços vazios e lacunas no grupo do gutta flow, em comparação com outros sistemas.[73]

Num outro estudo, o sistema gutta flow apresentou os melhores resultados entre os grupos experimentais, com uma obturação mais densa e homogénea nas secções verticais e horizontais da raiz.[74]

COMPONENTES DO SISTEMA

1) Cápsula

GuttaFlow® é constituído por dois componentes (sistema pasta-pasta) encerrados numa cápsula especial de utilização única que garante uma dosagem e mistura fiáveis. Não pode ocorrer qualquer contaminação. A cápsula é misturada durante 30 segundos num triturador.

2) Sugestão de canal

A ponta de canal GuttaFlow® foi desenvolvida para uma aplicação rápida, fácil e segura. Utiliza um design luer lock que é enroscado na cápsula após o processo de mistura. A ponta do canal é flexível para que o GuttaFlow® possa ser aplicado rápida e facilmente.

3) Dispensador

O dispensador tem um design alongado para facilitar a aplicação. O movimento paralelo da alavanca do dispensador proporciona ao médico um maior controlo.

3. GUTA-PERCHA COM IODOFÓRMIO

Por si só, a guta-percha demonstrou ter alguma atividade antimicrobiana devido ao seu teor de zinco. Moorer e Genet testaram as propriedades antibacterianas dos cones de guta-percha e descobriram que o óxido de zinco, que é o principal componente da guta-percha, era responsável por algumas das propriedades antibacterianas dos cones. Uma vez que a destruição de agentes patogénicos microbianos é fundamental para o sucesso endodôntico, Martin e Martin[29] desenvolveram guta-percha medicada (MGP) contendo 10% de iodofórmio (triiodometano) (Lone Star Technologies, Westport, Conn.). O depósito de iodofórmio no núcleo da MGP é uma fonte biologicamente ativa para inibir o crescimento microbiano .[30]

Esta nova forma de guta-percha demonstrou ter efeitos antimicrobianos contra Streptococcus viridans, Staphylococcus aureus e bacteroides fragilis.

A capacidade de incorporar o iodofórmio, a tetraciclina e uma combinação de iodofórmio/tetraciclina nas pontas de guta-percha do canal radicular é descrita da seguinte forma: o iodofórmio, a tetraciclina e a combinação de iodofórmio/tetraciclina são ligados às pontas de guta-percha. Actuam como um reservatório de antimicrobianos que é capaz de se difundir para a superfície da guta-percha, inibindo assim a colonização de bactérias nas pontas de guta-percha e no interior do sistema de canais radiculares .[31]

A tetraciclina é capaz de se fundir nos túbulos dentinários para inibir o crescimento microbiano a longo prazo. Estes pontos de guta-percha medicados são pontos de guta-percha antimicrobianos de ação superficial, específicos para cada local .[32]

Um método de utilização e fornecimento de guta-percha de forma amorfa de iodofórmio, guta-percha de iodofórmio/tetraciclina ou guta-percha de tetraciclina numa cânula aquecida com um êmbolo de pressão consiste em fornecer a forma amorfa lábil ao calor termo-suavizada através de um sistema de extrusão de pressão através de uma cânula no sistema de canais radiculares preparado .[12]

(b) <u>Guta-percha contendo tetraciclina</u>: a sua utilização como material obturador pode ser útil como complemento da fase de limpeza e desinfeção dos procedimentos do canal radicular.

Ponto de guta-percha de tetraciclina:

guta-percha - 20%

Óxido de zinco - 57%

Sulfato de bário - 10%

Cera de abelha -3%

Tetraciclina HCl - 10%

Kevin verificou que a guta-percha contendo tetraciclina inibia o crescimento de todas as quatro espécies bacterianas testadas (Actinomyces israelii, A. naeslundii, Enterococcus faecalis e Fusobacterium nucleatum) utilizando o método de difusão em ágar. Sugeriu que a utilização de guta-percha contendo tetraciclina como material de obturação pode ser útil como reforço da fase de limpeza e desinfeção dos procedimentos do canal radicular.

Pontos de guta-percha com $Ca(OH)_2$ (Hidróxido de cálcio Plus - Roeko)

Contêm 40 a 60% de $Ca(OH)_2$ - permite a colocação simples do medicamento sem o espaço do canal entre as consultas.

A maior quantidade de $Ca(OH)_2$ libertada nas primeiras 24 horas do G.P .

As pontas de hidróxido de cálcio PLUS são uma excelente alternativa às pastas de hidróxido de cálcio. São fáceis de utilizar, práticas e eficazes.

As pontas asseguram que o $Ca(OH)_2$ é aplicado até ao ápice.

Uma vez lixiviado o hidróxido de cálcio, a ponta deixa de ser útil como material de obturação e tem de ser removida. Holland et al. relataram a utilização de uma ponta experimental de guta-percha contendo hidróxido de cálcio que pode ser utilizada para a obturação de canais radiculares. Os seus resultados indicam que estas pontas produziram uma melhoria na qualidade do selamento apical da obturação do canal radicular.

VANTAGENS

- Limpo (sem manchas à volta da cavidade de acesso durante a inserção)
- Poupança de tempo - os pontos estão prontos a utilizar
- Fácil de aplicar e de remover

DESVANTAGENS

- As pontas G.P. contendo $Ca(OH)_2$ podem, por vezes, reagir com CO_2 para formar carbonato de cálcio, um produto que não produziria o mesmo efeito que o $Ca(OH)_2$. O hidróxido de cálcio pode dissolver-se deixando a obturação com espaços vazios e estes têm uma fraca força coesiva

Lohbauer et al. avaliaram a libertação de iões de cálcio e as caraterísticas de pH das pontas de hidróxido de cálcio Plus (CHPP) e das pontas de hidróxido de cálcio convencionais (CHP). Foi medida uma libertação de cálcio três vezes maior das CHPP em comparação com as CHP. Ambos os tipos de pontas, bem como as CHS, apresentaram um pH máximo de aproximadamente 12. As diferenças entre os grupos foram estatisticamente significativas para a libertação de cálcio e o pH.

Holland et al. demonstraram que os grupos experimentais com pontas de guta-percha de hidróxido de cálcio apresentavam menos fugas em comparação com as pontas de guta-percha normais.

d) Pontos de GP com diacetato de corhexidina:

As pontas de guta-percha que contêm clorexidina são designadas por Activ Point (Roeko/Coltene/Whaledent). Têm uma libertação lenta da clorexidina e são utilizadas de forma semelhante à guta-percha que contêm hidróxido de cálcio. Alguns estudos demonstraram que as pontas que contêm clorhexidina têm um melhor efeito antibacteriano do que as pontas de guta-percha que contêm hidróxido de cálcio.

CONES DE PRATA

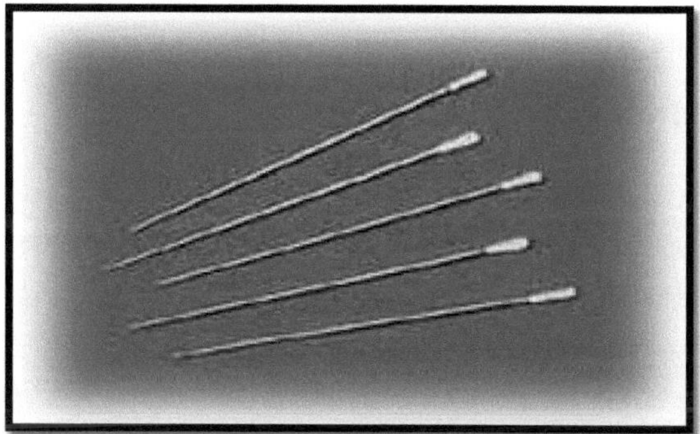

Fig.7. PONTOS DE PRATA

As pontas de prata são o material de enchimento metálico de núcleo sólido mais utilizado, embora também estejam disponíveis pontas de ouro, iridioplatina e tântalo.

No entanto, a utilização frequente de cones de prata para obturação tornou-se um tema de controvérsia.

Embora as de prata sejam maquinadas com medidas precisas correspondentes aos instrumentos utilizados para a preparação do canal, requerem a adição de cimento do canal radicular para compensar a sua fraca adaptação às paredes do canal e as suas fracas qualidades de vedação.

Os cones de prata são geralmente contra-indicados na obturação de um canal radicular se o dente for restaurado com um pino e núcleo. A utilização de brocas motorizadas para cortar a extremidade do cone de prata com profundidade suficiente para a colocação de um pilar pode deslocar o cone, causando a perda do selamento apical, ou pode perfurar uma raiz[9]

VANTAGENS:[9]

A vantagem de preencher um canal radicular com um cone de prata é que a prata é mais rígida do que a guta-percha e, por isso, é mais fácil de inserir num canal fino e tortuoso.

DESVANTAGENS:[33]

- A principal desvantagem é um selamento lateral deficiente, a menos que a obturação seja combinada com guta-percha colocada lateralmente.
- Dificuldade em recuperar o cone de prata se for necessário um novo tratamento.
- Uma taxa de sucesso inferior à da guta-percha.

MÉTODO DE RECUPERAÇÃO DE CONES DE PRATA[75]

É apresentado um novo método para a remoção de obstruções metálicas do canal. Depois de se ter acesso à extremidade coronal do instrumento separado ou da ponta de prata, prepara-se um sulco circular à sua volta utilizando pontas ultra-sónicas. Um pequeno pedaço de tubo fino de aço inoxidável pode agora ser empurrado sobre a extremidade exposta do objeto. Uma lima Hedström é empurrada num movimento de rotação no sentido dos ponteiros do relógio através do tubo para ficar entre o tubo e a extremidade do objeto. Isto produz um bom encaixe entre o instrumento separado ou a ponta de prata, o tubo e a lima de Hedström. Os três objectos ligados podem agora ser removidos coronalmente utilizando forças relativamente elevadas

CONES RÍGIDOS:[15]

1) Devido à sua rigidez, suposta inércia e alegada ausência de eletrogalvanismo, os implantes endodônticos de vitálio podem ser úteis para melhorar a relação coroa: raiz.

2) Os cones rígidos de vitallium podem ser utilizados em conjunto com pinos roscados quando é desejável construir uma coroa mutilada.

3) Podem também ser utilizados como núcleo de reforço em casos de reimplantação não intencional, antecipando uma futura reabsorção radicular, fratura radicular ou reabsorção radicular interna ou externa. Ao reimplantar dentes avulsionados por trauma, os clínicos têm utilizado rotineiramente cones rígidos de cromo-cobalto como um núcleo sólido em conjunto com um selante. Se ocorrer reabsorção radicular, o cone rígido actuará como um estabilizador endodôntico para reter o dente. Em canais extremamente grandes, pode ser necessário fabricar um molde de vitálio à medida.

LIMAS DE AÇO INOXIDÁVEL[12]

Originalmente sugeridas por **Sampeck**, as limas de aço inoxidável têm sido ocasionalmente utilizadas em vez dos cones de prata como um núcleo sólido em conjunto com um selante nalguns canais difíceis, finos e tortuosos. Como são muito mais rígidas do que os cones de prata, são inseridas num canal com maior facilidade.

Uma nova lima do mesmo tamanho da última lima pequena utilizada para alargar o canal é selecionada e curvada para corresponder à curvatura do canal. O canal é completamente revestido com cimento selador. A lima é generosamente revestida com o cimento e fixada firmemente na posição através de uma forte pressão apical. Após verificação radiográfica, a parte excedente do instrumento pode ser cortada com uma ponta de diamante de alta velocidade; 3-4 mm abaixo da superfície oclusal; para permitir espaço para a restauração. Outra forma de remover o

A parte excedente do instrumento é cortada com um disco de carborundum a meio do eixo, num ponto a 2 mm do orifício do canal. Após a cimentação, o excesso coronal é removido trabalhando com o alicate para a frente e para trás até se soltar. As limas de aço inoxidável de grandes dimensões também têm sido utilizadas como cones de reforço em alguns casos de fratura radicular.

Fox e colegas relataram apenas uma taxa de insucesso de 6 a 7% em 304 canais radiculares preenchidos por este método.

Weine e colaboradores descobriram que os cones de prata ou as limas de aço inoxidável, quando utilizados com um selante para obturação, vazavam mais do que a guta-percha e o selante em canais severamente curvos.

RESILON

Idealmente, a obturação do canal radicular deve sepultar os microrganismos persistentes que permanecem dentro dos túbulos dentinários infectados ou dentro das barbatanas, cul-de-sac, etc. Além disso, a obturação radicular deve vedar completamente o sistema de canais contra a reinfeção proveniente da cavidade oral e da penetração apical de fluidos tecidulares. No entanto, embora a guta-percha e os cimentos convencionais sejam considerados como o padrão de ouro da obturação endodôntica. Não se pode confiar nesses materiais quando há vazamento coronal .[34]

Recentemente, em 2004, foi desenvolvido um novo material, Resilon (Epiphany e RealSeal são marcas comerciais representativas), para substituir a guta-percha e os selantes tradicionais na obturação dos canais radiculares .[35]

O conceito de procedimentos de ligação adesivo-dentina para o tratamento endodôntico foi investigado exaustivamente e verificou-se que o material adesivo à base de resina pode ter o potencial de reduzir o grau de microinfiltração a partir das direcções apical e coronal do sistema de canais radiculares .[36]

O Resilon é um poliuretano industrial de elevado desempenho que foi adaptado para utilização dentária. Este sistema assemelha-se à guta-precha e pode ser colocado utilizando a compactação lateral, a compactação vertical quente ou a técnica de injeção termoplástica .[37]

Este sistema é composto por [38]

1. Material do núcleo Resilon: um material do núcleo do canal radicular termoplástico, sintético, à base de polímero (poliéster) que contém vidro bioativo, oxicloreto de bismuto e sulfato de bário. O conteúdo de carga é de quase 65% em peso.
2. Contém cargas de hidróxido de cálcio, sulfato de bário, vidro de bário, oxicloreto de bismuto e sílica. O teor total de carga é de aproximadamente 70% em peso.
3. Resilon primer: um primer auto-condicionante, que contém um monómero funcional terminado em ácido sulfónico, hidroxietilmetacrilato, água e um iniciador de polimerização.
4. Resilon sealer: um selante compósito de dupla polimerização, à base de resina. A matriz de resina é composta por BisGMA, BisGMA etoxilado, uretanodimetacrilato e metacrilato difuncional hidrofílico.

O material do núcleo de resilon, semelhante à guta percha, está disponível nos tamanhos ISO em 0,02, 0,04. 0,06. Também estão disponíveis cones acessórios . [39]

Além disso, estão também disponíveis granulados deste material para utilização com o sistema de administração Obtura II.

O Resilon é considerado biocompatível, não citotóxico e não mutagénico e está aprovado para utilização endodôntica pela US Food and Drug Administration. Todos os métodos de obturação do canal radicular podem ser utilizados com o sistema Resilon[40] .

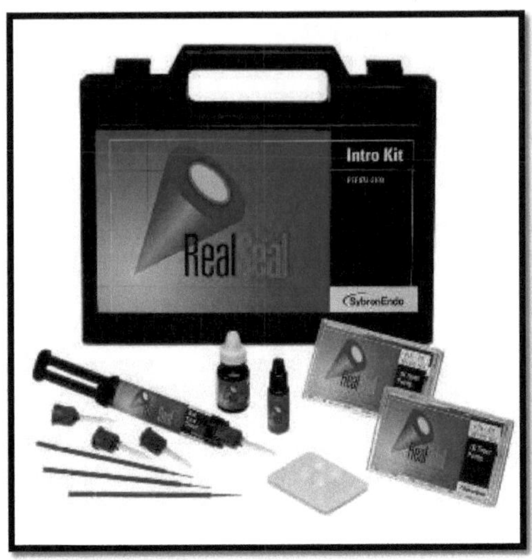

Fig.8. SISTEMA RESILONE

Estes são os passos clínicos para a utilização do sistema resilon após a limpeza e moldagem de rotina e o protocolo de adaptação do cone:

a. Remoção da camada de esfregaço: O hipoclorito de sódio não deve ser o último irrigante utilizado no sistema de canais radiculares devido a problemas de compatibilidade com as resinas. Em vez disso, o EDTA pode ser utilizado como enxaguamento final ou embebido durante um minuto.
b. Colocação do primário: Depois de o canal ser seco com pontas de papel, o primário auto-condicionante é colocado no sistema de canais radiculares até ao comprimento de trabalho com pontas de papel. Em seguida, utilizam-se pontas de papel secas para retirar o excesso de primário do canal.
c. Colocação de um vedante: Em seguida, a seringa dupla, com a ponta de mistura automática acoplada, é utilizada para aplicar o cimento numa almofada de mistura. O cimento pode então ser colocado no sistema de canais radiculares, utilizando uma espiral lentulo ou revestindo generosamente o cone mestre.

d. Obturação: O sistema de canais radiculares é então obturado por qualquer método preferido.

e. Cura imediata: O material de obturaçãoradicular Resilon pode ser polimerizado imediatamente com uma luz de polimerização de halogéneo durante 40 segundos. A utilização de uma luz de polimerização não é necessária, uma vez que o material se autopolimeriza no espaço de uma hora.

f. Restauração coronal: Uma restauração coronal temporária ou permanente deve então ser colocada para selar corretamente a cavidade de acesso.

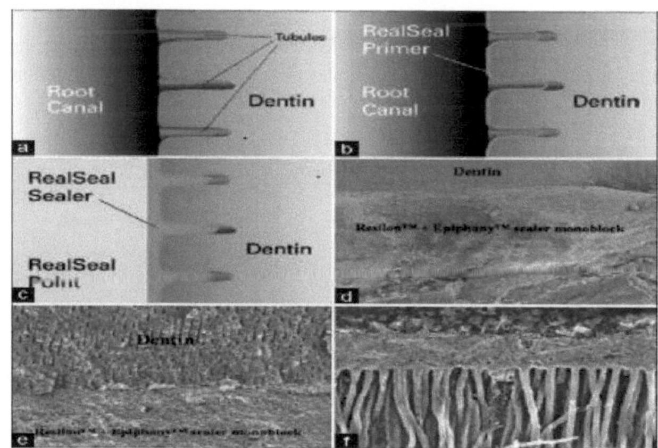

Fig. 9 - RESILON MONOBLOCK

O Resilon é o único material de obturação radicular aderente que pode ser utilizado para a técnica de compactação lateral ou vertical quente. Como o resilon é aplicado utilizando um selante à base de metacrilato na dentina do dente tratado com um primário auto-destrutivo, contém duas interfaces, uma entre o selante e a dentina preparada e outra entre o selante e o resilon, pelo que pode ser classificado como um tipo de monobloco secundário. Os estudos iniciais sobre canais radiculares preenchidos com resilon foram muito favoráveis. Verificou-se que os canais radiculares preenchidos com resilon são melhores do que os canais preenchidos convencionalmente com guta-percha na resistência à fuga bacteriana e na melhoria da resistência à fratura dos dentes tratados endodonticamente.

Com base nestas propriedades promissoras, o resilon juntamente com o sistema de primário e selante Ephinany (Pentron Clinical Technologies, Wallingford) foi subsequentemente referido como sistema monobloco resilon, que produz uma obturação radicular ideal em termos de selagem coronal e resistência à fratura. Embora os canais radiculares preenchidos com resilon obtenham bons selamentos apicais e coronais, é ambíguo, a partir de estudos de investigação independentes subsequentes, se esses selamentos são melhores do que os obtidos utilizando guta-percha e selantes de canais radiculares convencionais.

Pastas (Semisólidos)[13]

Porque não desenvolver uma pasta ou cimento que possa ser misturado sob a forma de líquido ou massa, injetar o material em comprimento, preencher todo o canal e depois deixar o material endurecer? Isto seria rápido, a pasta preencheria todo o espaço do canal e a obturação seria muito mais simples. Além disso, este método permitiria a utilização de um material que aderisse à dentina e criasse uma vedação absoluta.

Embora o conceito seja apelativo, existem dificuldades práticas. No entanto, já foi tentado e o trabalho de desenvolvimento desse material continua. As principais desvantagens dos materiais em pasta são a imprevisibilidade e a falta de controlo. Especificamente, isto envolve a densidade de enchimento e o controlo do comprimento.

TIPOS

1. Óxido de zinco e Eugenol.

O óxido de zinco e o eugenol podem ser misturados puros (sem aditivos) "até uma espessura intermédia. Algumas formulações misturam óxido de zinco-eugenol (ZnOE) com vários aditivos. Os tipos mais comuns são os conhecidos como N2 ou RC2B. São derivações da fórmula de Sargenti e contêm opacos, óxidos metálicos (chumbo) ou cloretos (mercúrio), esteróides (por vezes), plastificantes, paraformaldeído e vários outros ingredientes.

São feitas alegações de atividade terapêutica biológica e de superioridade para estas formulações em pasta, mas não existem provas de que contribuam com aspectos benéficos para a obturação. De facto, a maioria destes aditivos são bastante tóxicos.

2. Plásticos

Foi sugerido que os selantesà base de resina, como o AH26 e o Diaket, fossem utilizados como único material de obturação. Estes não atingiram uma utilização popular.

TÉCNICAS:

Foram concebidas ou modificadas várias abordagens e instrumentos para permitir a inserção de pastas ou selantes. Dois métodos populares são

- **Método de injeção:**

O método de injeção é realizado utilizando um dispositivo do tipo seringa com um cilindro e agulhas especiais. A pasta é misturada e colocada no cilindro. Introduz-se e torce-se uma pega de rosca e a pasta é extrudida através das pontas especiais. As agulhas são colocadas profundamente no canal, e a pasta é expelida à medida que as agulhas são lentamente removidas do canal. Os defensores afirmam que este método preenche completamente o canal desde a porção apical até ao orifício do canal.

- **Colocação com uma espiral de lentulo:**

A colocação é efectuada com brocas em espiral lentulo. A pasta é misturada, a broca em espiral lentulo é revestida e a broca é colocada e rodada no canal, tal como com o dispositivo de seringa, o canal é supostamente preenchido com pasta à medida que a broca é lentamente retirada do canal. Ambas as técnicas são mais atractivas em teoria do que na realidade.

Nenhuma das técnicas demonstrou capacidade para selar eficazmente ou preencher o sistema de canais radiculares.

VANTAGENS DAS PASTAS:

As vantagens são óbvias; as técnicas de pasta são rápidas e relativamente fáceis de utilizar e envolvem a utilização de um único material. O equipamento necessário, pelo menos com a técnica de espiral lentulo, é relativamente simples, incluindo apenas um conjunto limitado de brocas especiais.

DESVANTAGENS DAS PASTAS:

As desvantagens ultrapassam de longe as vantagens. Em primeiro lugar, o problema universal de qualquer material de núcleo não sólido é o controlo do comprimento. É difícil evitar sobrepreenchimentos ou subpreenchimentos. Teoricamente, as radiografias devem ser tiradas frequentemente durante a obturação para avaliar o comprimento e a densidade à medida que o material vai sendo injetado ou colocado. Obviamente, isto consome muito tempo e sujeita o doente a radiação desnecessária. Outra grande desvantagem é a selagem. Estas técnicas selam de forma inconsistente, por vezes bem, outras vezes mal.

Esta imprevisibilidade pode estar relacionada com três factores:

- Grandes vazios ou discrepâncias no material ou adjacentes às paredes.
- Encolhimento do ZnOE durante o endurecimento, o que deixa um espaço para microfugas
- Solubilidade das pastas nos tecidos ou fluidos orais.

Além disso, os dispositivos de injeção são difíceis de limpar e manter. São necessários solventes especiais e atenção imediata.

Recheio apical de lascas de dentina[9]

Esta "nova técnica" sugere que é preferível um "selamento biológico" em vez de um selamento mecânico-químico. A promessa de que as limalhas de dentina irão estimular a osteo ou a cementogénese é bem fundamentada. **Gottlieb e Orban** observaram a formação de cemento à volta de lascas de dentina na PDL já em 1921.

Na maioria das vezes, a obturação da lasca de dentina evita indubitavelmente a obturação excessiva. De acordo **com El Deeb et al**: "A presença do tampão dentinário apical foi significativamente eficaz para confinar as soluções de irrigação e os materiais de preenchimento ao espaço do canal." Essa mesma conclusão foi alcançada por **Oswald et al**, que observaram que lascas de dentina levam a uma cicatrização mais rápida, inflamação mínima e deposição de cemento apical, mesmo quando o ápice é perfurado. **Holanda et al**, de São Paulo, constataram, no entanto, que as lascas de dentina, se infectadas, são um sério impedimento à cicatrização.

MODO DE UTILIZAÇÃO:

A técnica da lasca de dentina foi utilizada e ensinada nas Universidades de Oregon e Washington.

Depois de o canal estar totalmente desbridado e modelado e a dentina já não estar "contaminada", é utilizada uma broca Gates-Glidden ou uma lima Hedstroem para produzir pó de dentina na posição central do canal. Estas lascas de dentina são depois empurradas apicalmente com a extremidade de topo e depois com a ponta romba de uma ponta de papel. Por fim, são colocadas no ápice com uma lima pré-medida de um tamanho superior ao do último instrumento de alargamento apical. Um a 2 mm de lascas devem bloquear o forame. A densidade do tampão dentinário é testada pela resistência à perfuração com uma lima nº 15 ou 20. A obturação final de guta-percha é então compactada contra o tampão. Os investigadores japoneses descobriram que podiam prevenir totalmente a microinfiltração apical se injectassem 0,02 ml de adesivo dentinário Clearfil New Bond (J. Morita, :Japão) na metade coronal do tampão dentinário apical. Voltando aos estudos alemães originais, através dos relatórios de **Erasquin** em 1972 e **Tronstad** em 1978, e incluindo relatórios mais recentes, pode-se concluir que o tampão apical com pastilha de dentina é uma contribuição valiosa para o sucesso endodôntico e merece ser mais amplamente utilizado.

CIMENTO DE FOSFATO DE CÁLCIO

O cimento de fosfato de cálcio (CPC) é um tipo de material novo para a reparação de defeitos ósseos e a obturação de canais radiculares dentários, testado desde 1970. Pode ser amplamente aplicado em muitos domínios, como a ortopedia, a neurocirurgia, a cirurgia plástica e a medicina dentária .[41]

Trata-se de cimentos de dois componentes, com uma parte em pó que contém ingredientes de cálcio e fósforo e uma parte líquida constituída por uma solução aquosa de fosfatos, que produzem uma massa ou pasta de endurecimento lento. A massa de cimento sofre um endurecimento isotérmico e é convertida em hidroxiapatite, o componente inorgânico básico do osso e dos dentes. A capacidade de moldagem dos CPCs confere-lhes uma vantagem sobre as cerâmicas de hidroxiapatite na reparação do esqueleto. A excelente biocompatibilidade e a osteotransdutividade (ou seja, a reabsorção ativa nos locais de implantação do osso, facilitando a remodelação óssea) são vantagens adicionais. Os cimentos de fosfato de cálcio (CPC) são a classe emergente de materiais de substituição óssea. São identificados como excelentes materiais aloplásticos para aumento ósseo devido à combinação única de osteocondutividade, biocompatibilidade e moldabilidade.

Juntamente com estes desenvolvimentos, a fraternidade dentária explorou a utilização de formulações de CPC em procedimentos como a reparação de perfurações de furca, obturação de canais radiculares, destartarizações, apexificação de raízes e aumento do rebordo alveolar e como enchimento ósseo para lacunas em redor de implantes orais. Verificou-se que os CPC se adaptam bem à superfície da dentina quando preenchidos em cavidades e perfurações e que o cimento endurecido tem uma excelente estabilidade dimensional e mecânica, assegurando assim uma boa vedação hermética .[42]

Os investigadores projectaram várias vantagens para o CPC para a sua utilização como material dentário devido às seguintes propriedades

Propriedades:

- Biocompatibilidade
- Osteocondutividade
- Excelente moldabilidade
- Definição própria

OUTRAS CARACTERÍSTICAS

- A pasta pré-misturada elimina a mistura confusa e é armazenada numa seringa prática.

- Tem uma boa capacidade de fluxo e uma excelente acessibilidade ao vértice.
- Prático e fácil de manusear.
- Excelentes efeitos antibacterianos e bacteriostáticos (sem reação de obturação do canal radicular).
- Elevada biocompatibilidade com o produto final de transformação: a hidroxiapatite.
- Boa estabilidade e radiopacidade.

COMPOSIÇÃO:[41]

O cimento consiste em partes em pó e líquidas a serem misturadas numa proporção de humedecimento adequada para obter uma pasta autossuficiente. A parte em pó é composta por uma mistura equimolar de partículas de tamanho 100μ de fosfato tetracálcico e fosfato de di-cálcio di-hidratado adicionadas com uma quantidade óptima de agente gelificante em forma de pó seco. A parte líquida é água destilada contendo hidrogenofosfato dissódico (em concentração de 0,2 M) como acelerador de presa. O rácio de humidificação ótimo encontrado foi de 0,8 ml de líquido por 1 g de pó.

Apesar das vantagens comprovadas, as formulações convencionais de CPC não tiveram qualquer impacto na medicina dentária. Uma razão óbvia são as fracas propriedades reológicas. A mistura de cimento tem um fluxo viscoso limitado, o que torna difícil a sua injeção com uma seringa ou aplicador. Além disso, não tem coesão e tende a degradar-se (efeito de "lavagem") se for exposta a um ambiente aquoso. A reparação de locais com defeitos que são estreitos e que têm a presença de sangue ou fluidos corporais (reparação de perfurações) é praticamente difícil.

A falta de fluxo viscoso é uma limitação séria para os CPC, no que diz respeito à injectabilidade. A mistura de cimento pode ser feita como uma pasta solta aumentando a razão de humedecimento, mas será de ajuda limitada. A parte líquida será empurrada para fora através da agulha e a maior parte da massa de partículas permanecerá no interior da seringa. Além disso, um rácio de humidade elevado aumenta o tempo de presa para valores inaceitáveis.

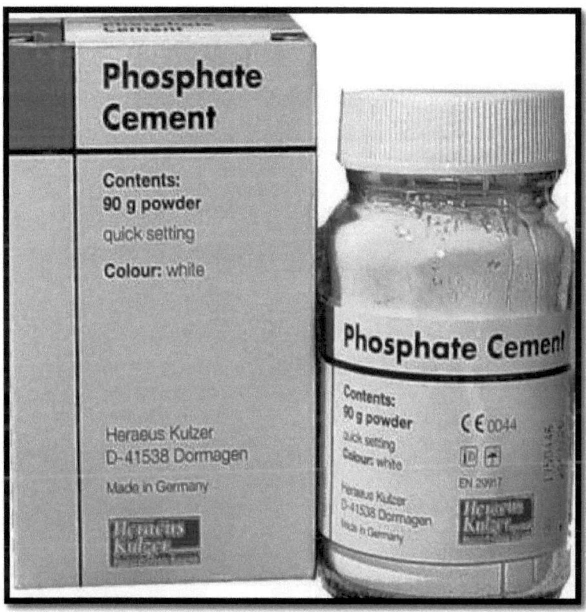

Fig.10. CIMENTO FOSFATO

AGREGADO DE TRIÓXIDO MINERAL

O agregado de trióxido mineral (MTA) foi desenvolvido pelo Dr. Mohammed Torabinejad na Universidade de Loma Linda na década de 1990 como material de obturação da extremidade radicular. Foi aceite pela Administração Federal de Medicamentos dos EUA e ficou disponível comercialmente como ProRoot MTA (Tulsa Dental Products, 'Tulsa, OK. EUA). Até recentemente, estavam disponíveis duas formas comerciais de MTA: o ProRoot MTA na forma cinzenta ou branca e o MTA-Angelus (Angelus Solucoes Odontologicas, Londrina, Brasil)[43] .

Karp J et at (2006) relataram um caso em que o MTA foi utilizado para a obturação completa de um incisivo permanente imaturo avulsionado.

A utilização do MTA como material de preenchimento da extremidade radicular foi identificada porque o material é um cimento hidráulico que endurece na presença de água.

COMPOSIÇÃO[44]

Está disponível em duas cores - **branco e** cinzento

MTA cinzento - Contém :

- Silicato tricálcico
- Silicato dicálcico
- Aluminato tricálcico
- Óxido de bismuto
- Sulfato de cálcio
- Aluminoferrite tetracálcica

MTA branco - Tem a mesma composição que o MTA cinzento, exceto a falta de Tetracalcium alumino-ferrite.

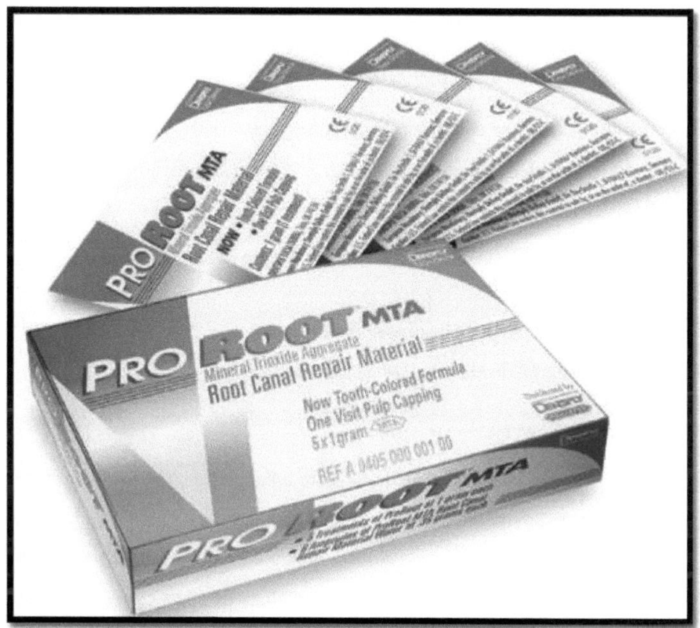

Fig.11. MTA

PROPRIEDADES [44]

- O pH do MTA é de 12,5 (quando endurecido), pelo que tem propriedades biológicas e histológicas semelhantes às do hidróxido de cálcio.
- O tempo de colocação é de 2 horas e 45 minutos.
- A resistência à compressão é de 40 MPa imediatamente após o endurecimento e de 70 MPa após 21 dias.
- Fixa-se num ambiente húmido (de natureza hidrofílica).
- Tem baixa solubilidade.
- Apresenta resistência a fugas marginais.
- Apresenta uma excelente biocompatibilidade em relação aos tecidos vitais.

INDICAÇÕES PARA A UTILIZAÇÃO DE MTA

- Como material de cobertura da pasta de papel.
- Para a reparação de canais radiculares como um tampão apical durante a apexificação.
- Para a reparação de perfurações radiculares durante a terapia de canal radicular.
- Para a reparação de reabsorções radiculares.
- Como material de enchimento de extremidades de raízes.

MISTURA DE MTA[45]

O MTA deve ser preparado imediatamente antes da sua utilização. O pó deve ser conservado em recipientes com tampas estanques e ao abrigo da humidade. Deve ser misturado com água esterilizada numa proporção de 3:1 numa placa de vidro ou de papel, com a ajuda de espátulas de plástico ou de metal. A mistura pode ser transportada num recipiente de plástico ou de metal para o local previsto para a operação.

Uma vez que a mistura de MTA é um agregado granular solto (como o cimento de betão), não adere muito bem a qualquer instrumento. Não pode ser levado para a cavidade com um transportador de cimento normal, pelo que tem de ser tentado com uma pistola Messing, um transportador de amálgama ou um transportador especialmente concebido (transportador de MTA da Dovgan). Uma vez colocado o MTA, este é compactado com brunidores e microplugers. A menos que seja compactado muito ligeiramente, o agregado solto será empurrado para fora da cavidade.

Se a área de aplicação estiver molhada, a humidade extra pode ser removida com um pedaço de gaze ou espuma seca. Nos casos em que a mistura está muito seca, pode ser adicionada mais água à mistura seca. Uma vez que o MTA necessita de humidade para assentar, deixar a mistura numa placa de vidro ou de papel resultará na desidratação do material e numa mistura arenosa e seca.

Após a sua utilização, a mistura pode ser lavada da laje com água corrente.

VANTAGENS DA MTA [44]

- Química à base de água, pelo que requer humidade para endurecer.
- Excelente biocompatibilidade
- Resposta normal de cicatrização sem inflamação
- O menos tóxico de todos os materiais de enchimento
- Razoavelmente radiopaco.
- Bacteriostático por natureza.
- Resistência a fugas marginais.

DESVANTAGENS DA MTA [44]

- Difícil de manipular
- Longo tempo de fixação (3 - 4 horas)
- Caro

SELADORES [22]

DEFINIÇÃO

Os selantes são agentes ligantes utilizados para preencher o espaço entre o canal radicular e o material obturador. Um conceito básico é que o cimento é mais importante do que o material obturador do núcleo. O cimento cumpre o objetivo de proporcionar uma vedação estanque; o núcleo ocupa espaço, servindo de veículo para o cimento. O selante deve ser utilizado em conjunto com o material obturador, independentemente da técnica ou do material utilizado.

Este facto torna as propriedades físicas do selante importantes. A colocação do selante é um passo crítico na obturação.

Os seladores são responsáveis pelas principais funções de:

- A obturação final da raiz e a selagem do sistema de canais radiculares.
- Sepultamento das bactérias restantes.
- O preenchimento de irregularidades no canal preparado.
- Preenchimento de canais laterais e acessórios.

PROPRIEDADES DESEJÁVEIS [13]

Grossman delineou os critérios para o selante dentário. Nenhum dos selantes atualmente disponíveis possui todas estas propriedades ideais, mas alguns têm mais do que outros.

Os seus critérios são os seguintes:

1) Tolerância dos tecidos

O selante e os seus componentes não devem provocar a destruição dos tecidos nem a morte das células. Todos os selantes normalmente utilizados apresentam um certo grau de toxicidade. Esta toxicidade é maior quando o selante não está assente, mas tende a diminuir após o assentamento e com o tempo.

2.) Sem retração com a regulação

O selante deve manter-se dimensionalmente estável ou até expandir-se ligeiramente durante a aplicação.

3) Tempo de regulação lento

O selante deve proporcionar um tempo de trabalho adequado para a colocação e manipulação do material de obturação. É desejável que o selante não seja colocado se o espaço do pilar for feito imediatamente após a obturação.

4) Adesividade

A adesividade é uma propriedade muito desejável. Um material verdadeiramente adesivo formaria uma ligação absoluta entre o material do núcleo e a dentina, fechando quaisquer espaços.

5) Radiopacidade

O selante deve ser facilmente visível nas radiografias. No entanto, quanto mais radiopaco for o selante, mais obscurece os espaços vazios na obturação.

6) Ausência de coloração

Os restos não devem causar manchas futuras na coroa. Atualmente, todos os selantes, particularmente os selantes à base de ZnOE ou os que contêm metais pesados, mancham a dentina [46]

7) Solubilidade em solvente

Ocasionalmente, pode ser necessário efetuar um pós-espaço ou um retratamento dias, meses ou anos após a obturação. O selante deve ser solúvel. Diferentes selantes têm diferentes graus de solubilidade em diferentes solventes e com diferentes técnicas mecânicas.

8) Insolubilidade nos fluidos orais e tecidulares

O selante não deve dissolver-se quando em contacto com fluidos tecidulares. Os Sealers são um pouco solúveis, particularmente quando em contacto com fluidos orais [46]

9) Propriedades bacteriostáticas

Embora um selante bactericida pareça ser desejável, uma substância que mata as bactérias também será tóxica para os tecidos do hospedeiro. No mínimo, o selante não deve encorajar o crescimento bacteriano.

10) Criação de um selo

A criação de um selamento é uma propriedade física obviamente importante. O material deve criar e manter um selamento apical, lateral e coronário.

11) Não deve ser mutagénico ou cancerígeno.

12) Deve ser absorvível quando extrudido para os tecidos periapicais.

13) A espessura da película deve ser tão pequena quanto possível.

FUNÇÕES DAS SELADORAS [13]

Um vedante deve atuar como:

- **Um agente antimicrobiano**

Quase todos os vedantes contêm um agente antibacteriano, pelo que é exercida uma qualidade germicida no período de tempo imediatamente a seguir à sua utilização.

- **Um agente aglutinante**

Uma vez que os selantes estão num estado plástico ou semilíquido quando colocados no canal e depois endurecem até uma consistência sólida, são capazes de formar uma ligação entre o material de obturação e as paredes dentinárias.

- **Um enchimento**

É utilizado para preencher as discrepâncias entre o cone e as paredes do canal.

- **Um lubrificante**

É utilizado para lubrificação quando utilizado em conjunto com um material semi-sólido.

- **Radiopacidade**

Esta é uma propriedade importante, uma vez que pode revelar a presença de canais auxiliares, áreas de reabsorção e a forma do forame apical.

VEDANTES COM ÓXIDO DE ZINCO[9]

Durante muitos anos, os vedantes que contêm óxido de zinco foram os vedantes mais populares e mais utilizados. Existem muitas formulações e marcas de vedantes que têm o óxido de zinco como ingrediente principal, diferindo apenas por outros componentes adicionados aos vedantes.

Os vedantes de óxido de zinco permitem a adição de outros produtos químicos, como o paraformaldeído, a colofónia, o bálsamo do Canadá e outros, que podem aumentar a sua toxicidade. Os vedantes que contêm óxido de zinco e que têm outros ingredientes são analisados nessas secções.

A fórmula original ***de Grossman*** continha óxido de zinco, resina de staybelite, subcarbonato de bismuto, sulfato de bário e borato de sódio (anidro), com eugenol como componente líquido. Foi comercializado como selante Procosol, bem como outros nomes de produtos.

O selador Roth's 801 (Roth's Pharmacy, Chicago, IL) é essencialmente o mesmo que a formulação original de Grossman, com a substituição do subnitrato de bismuto pelo subcarbonato de bismuto. O Eugenol é utilizado como líquido do vedante.

A fórmula ***de Rickert*** foi um dos primeiros vedantes contendo óxido de zinco. Foi durante muito tempo um padrão aceitável, satisfazendo a maioria dos requisitos de Grossman para um selante ideal. A sua principal desvantagem era a coloração da estrutura dentária devido à prata que era utilizada para a radiopacidade. A fórmula de Rickert foi comercializada como Kerr's Pulp Canal Sealer (Sybron Endo/Kerr, Orange, CA). O Pulp Canal Sealer foi popularizado pelos clínicos que utilizam as técnicas de obturação vertical quente. Uma grande desvantagem do Pulp Canal Sealer era o seu tempo de presa rápido, especialmente com o calor e em regiões com temperaturas elevadas e humidade elevada. Para ultrapassar esta desvantagem, os investigadores formularam o Pulp Canal Sealer EWT (Extended Working Time) (Sybron Endo/Kerr) que, alegadamente, tem um tempo de trabalho de 6 horas.

O Tubli-Seal (Sybron Endo/Kerr) é um sistema de duas pastas contidas em dois tubos separados. Desenvolvido como uma alternativa sem manchas ao Pulp Canal Sealer que contém prata, o Tubli-Seal é uma pasta à base de óxido de zinco com sulfato de bário para radiopacidade e óleo mineral, amido de milho e lecitina. O tubo catalisador tem resina polipálida, eugenol e iodeto de timol. O Tubli-Seal é fácil de misturar, mas tem a desvantagem de ter um tempo de endurecimento rápido. O Tubli-Seal EWT tem as mesmas propriedades que o Tubli-Seal de endurecimento normal, mas tem um tempo de trabalho alargado.

O cimento de Wach (Roth International Inc., Chicago, IL) é constituído por um pó de óxido de zinco, subnitrato de bismuto, subiodeto de bismuto, óxido de magnésio e fosfato de cálcio. O líquido contém óleo de cravinho, eucaliptol, bálsamo do Canadá e creosoto de faia. O líquido confere ao cimento de Wach um odor bastante caraterístico de um consultório dentário antigo. Tem a vantagem de ter uma consistência suave, e o bálsamo do Canadá torna o vedante pegajoso.

O Medicated Canal Sealer (Medidenta International, Inc.) foi desenvolvido por Martin. Este selante contém iodofórmio para fins antibacterianos e deve ser utilizado com guta-percha MGP, que também contém 10% de iodofórmio.[9]

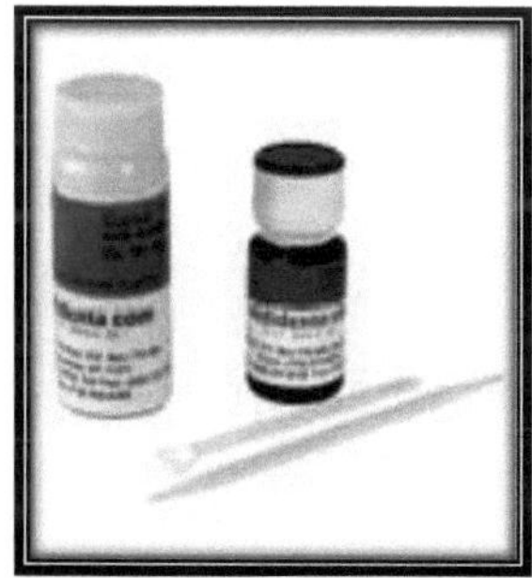

Fig.12. SELANTE DE CANAL MEDICADO

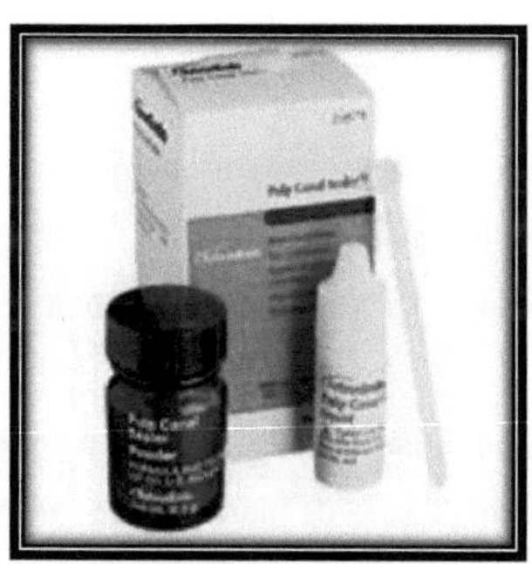

Fig.13. VEDANTE DE CANAL DE PASTA KERR

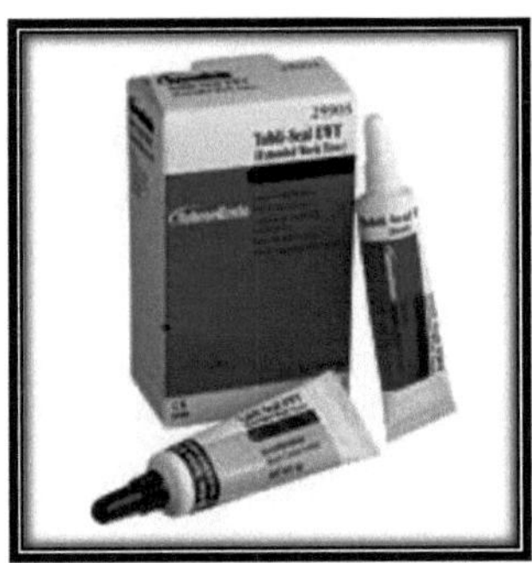

Fig.14. TUBLI-SEAL EWT

SELANTES COM HIDRÓXIDO DE CÁLCIO

O CRCS (Calciobiotic Root Canal Sealer; Coltene/ Whaledent/Hygenic, Mahwah, NJ) é um selante que contém hidróxido de cálcio com uma base de óxido de zinco-eugenol-eucaliptol. O CRCS é um vedante de presa bastante lenta, especialmente em climas secos ou húmidos. Pode demorar até 3 dias a endurecer completamente. O selante de presa é bastante estável, o que melhora as suas qualidades de selagem, mas pode significar que o hidróxido de cálcio não é tão rapidamente libertado, e a estimulação do cemento e da formação óssea pode ser severamente limitada.

Beltes et al. fizeram uma avaliação in vitro da citotoxicidade de cimentos para canal radicular à base de hidróxido de cálcio. O Sealapex foi o mais citotóxico, seguido pelo CRCS, sendo o Apexit o menos citotóxico, com menor diminuição da densidade celular.

Siqueira et al. investigaram a capacidade de selamento, o pH e a velocidade de escoamento de três cimentos à base de hidróxido de cálcio (Sealapex, Sealer 26 e

Apexit). Não foi encontrada diferença significativa entre a capacidade de selamento apical e a penetração do corante. Todos os selantes de hidróxido de cálcio alcalinizaram os tecidos adjacentes. O Sealer 26 apresentou caraterísticas de fluxo significativamente superiores. Concluíram que os selantes de hidróxido de cálcio se comparam favoravelmente com os cimentos de óxido de zinco e eugenol (ZOE) para utilização na obturação.

O Sealapex (Sybron Endo/Kerr) é um selante polimérico de hidróxido de cálcio que contém noneugenol e é embalado em dois tubos. O Sealapex tem óxido de zinco na base juntamente com hidróxido de cálcio e também contém butilbenzeno, sulfonamida e estearato de zinco. O tubo catalisador tem sulfato de bário e dióxido de titânio para radiopacidade, e uma resina patenteada, salicilato de isobutilo e aerocil R792. Os estudos demonstraram que o Sealapex não teve uma dissolução superior à do Tubli-Seal, tanto às 2 como às 32 semanas. Parece que o Sealapex tem uma capacidade de vedação comparável à do Tubli-Seal e pode suportar fugas a longo prazo.

Holland e De Souza estudaram o selante Sealapex para verificar se ele poderia induzir a formação de tecido duro. O Sealapex com hidróxido de cálcio promoveu o fechamento apical por deposição de cemento. O fechamento também foi observado nos grupos de controlo (5%) e nos grupos do Kerr Pulp Canal Sealer (10%), mas estava associado a lascas de dentina que também estimulam a formação de cemento. Tanto o Sealapex como o Kerr Pulp Canal Sealer, quando aplicados em excesso, provocam uma reação inflamatória crónica no ligamento periodontal (PDL).

O Apexit (Ivoclar Vivadent, Schaan, Liechtenstein) é um selante de hidróxido de cálcio com salicilatos também incorporados na fórmula.

O Vitapex (NEO Dental International, Inc, Federal Way, WA, EUA) é um selante desenvolvido no Japão, que contém não só hidróxido de cálcio, mas também 40% de iodofórmio e óleo de silicone, entre outros [ingredientes9].

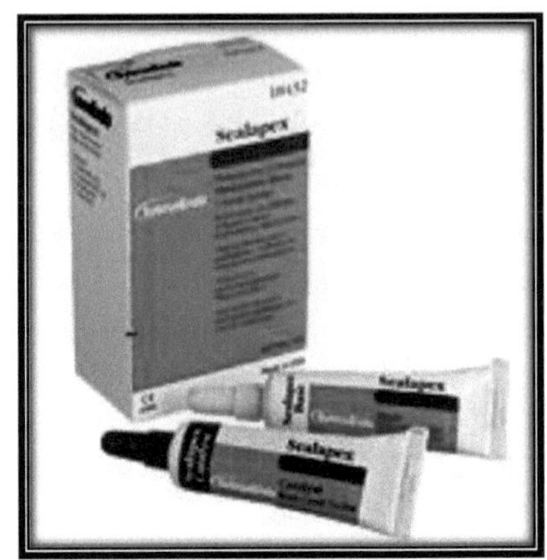

Fig.15. SEALAPEX

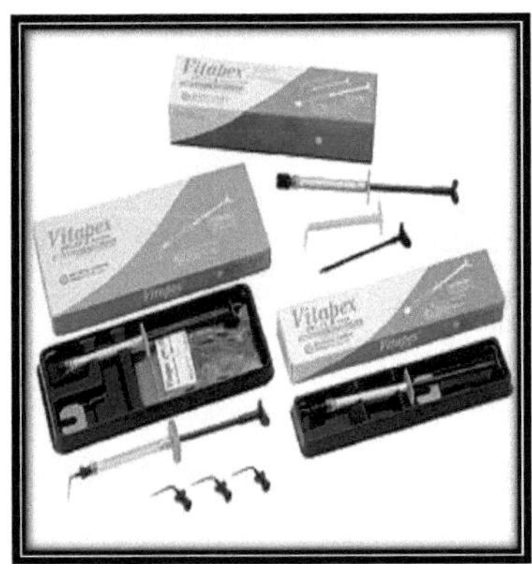

Fig.16. VITAPEX

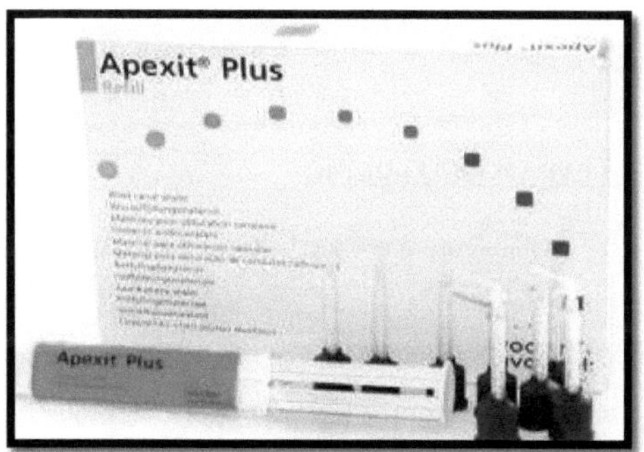

Fig.17. APEXIT PLUS

VEDANTES DE NONEUGENOL

Desenvolvido a partir de um penso periodontal, o Nogenol (GC America, Alsip, IL) é um selante de canais radiculares sem os efeitos irritantes do eugenol. A base contém óxido de zinco, sulfato de bário e oxicloreto de bismuto.

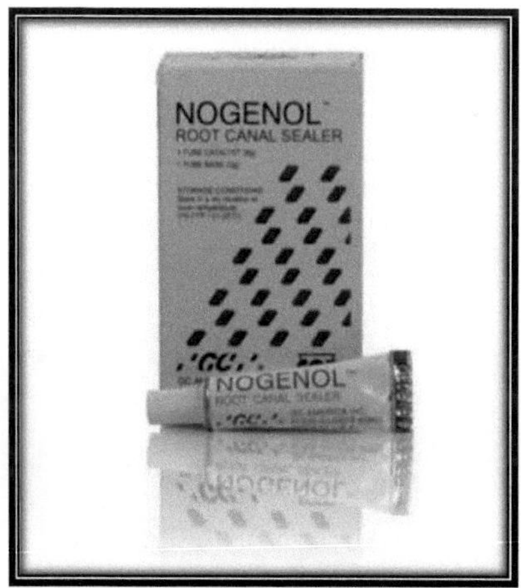

fig.18.NOGENOL

SELANTES COM PARAFORMALDEÍDO

A pasta de Reibler (Amubarut; Wera Karl, Biesingen, Alemanha) é um selante que contém paraformaldeído.

Pasta N2: Uma pasta contendo 6,5% de paraformaldeído, bem como chumbo e mercúrio, foi preconizada para utilização por Sargenti e originalmente comercializada como N2. Foram registados casos de chumbo em sistemas de órgãos distantes quando o N2 é colocado no espaço radicular. Block RM et al. relataram os mesmos resultados relativamente à distribuição sistémica do componente paraformaldeído do N2.

A remoção dos metais pesados deu origem a uma nova formulação: RC2B.[1]

A endometasona (Septodont, Paris, França) é um selante líquido-pó utilizado na Europa. O pó contém dexametasona, acetato de hidrocortisona, iodeto de timol, paraformaldeído e um excipiente radiopaco, enquanto o líquido contém eugenol, óleo de hortelã-pimenta e óleo de anis.

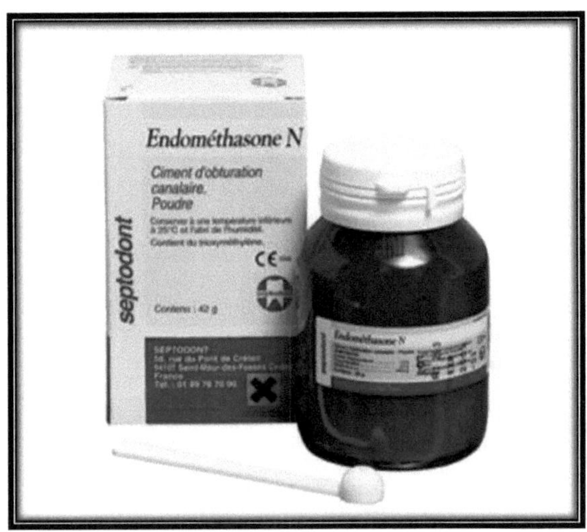

Fig.19.ENDOMETASONA

SELANTES DE IONÓMERO DE VIDRO

Os ionómeros de vidro têm sido defendidos para utilização na obturação devido às suas propriedades de ligação à dentina.

O Ketac-Endo (3M/Espe, Minneapolis, MN) permite a adesão entre o material e a parede do canal. É difícil tratar adequadamente as paredes dentinárias nos terços apical e médio com agentes de ligação preparatórios para receber o selante de ionómero de vidro. Outra desvantagem dos ionómeros de vidro envolve a remoção se for necessário um novo tratamento. Este selante tem uma atividade antimicrobiana mínima.

Activ GP (Brasseler USA, Savannah, GA) consiste num cone de guta-percha impregnado de ionómero de vidro com um revestimento externo de ionómero de vidro e um selante de ionómero de vidro. Estão disponíveis em cones cónicos de 0,04 e 0,06, sendo os tamanhos verificados a laser para garantir um ajuste mais preciso. Esta técnica de cone único foi concebida para proporcionar uma ligação entre a parede do canal dentinário e o cone principal (monobloco). Fransen JN et al. realizaram um estudo de fugas bacterianas comparando o Activ GP/selante de ionómero de vidro, Resilon/Epiphany, e guta-percha (GP)/AH Plus. Não foram observadas diferenças estatisticamente significativas aos 65 dias.[9]

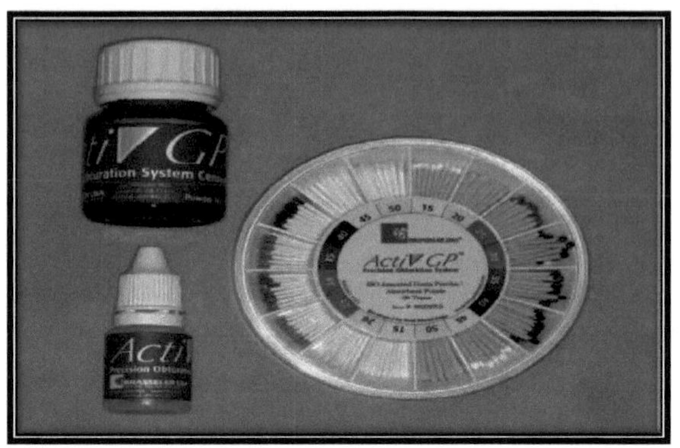

Fig.20.VEDANTES DE IONÓMERO DE VIDRO

VEDANTES DE RESINA

Os selantes de resina epóxica têm um registo estabelecido em endodontia, especialmente sob a forma de AH 26 e o seu sucessor AH Plus (Dentsply International, York, PA).

***O AH* 26** (Dentsply International/Maillefer) é um selante de resina epóxi de bisfenol que utiliza hexametilenotetramina (metenamina) para polimerização e tem sido utilizado durante muitos anos como selante. A metenamina liberta algum formaldeído à medida que endurece, e este tem sido um dos seus principais inconvenientes. A maior quantidade de formaldeído libertado encontra-se no selante acabado de misturar, e a quantidade de formaldeído libertado diminui após 48 horas e, após 2 semanas, a quantidade libertada é insignificante. A quantidade de formaldeído produzida durante o processo de presa foi relatada como sendo vários milhares de vezes inferior à libertação a longo prazo de selantes que contêm formaldeído, como o N2. Outras desvantagens são as manchas e um tempo de trabalho prolongado. Por outro lado, o AH 26 não parece ser afetado pela humidade e endurece mesmo debaixo de água.

O AH Plus e o ThermaSeal Plus (Dentsply International) foram formulados com uma mistura de aminas que permitiria a polimerização sem a formação indesejada de formaldeído, mas com todas as vantagens do AH 26, tais como maior radiopacidade, baixa solubilidade, ligeira contração e compatibilidade com os tecidos. O AH Plus é uma resina epóxi-bis-fenol que também contém adamantina. O AH Plus apresenta-se como um sistema de duas pastas, ao contrário do sistema líquido-pó do AH 26. O AH Plus tem um tempo de trabalho de 4 horas e um tempo de endurecimento de 8 horas. Outras melhorias em relação à formulação antiga do AH 26 são a espessura mais fina da película e a menor solubilidade do AH Plus, ambas cerca de metade das do AH 26. O AH Plus demonstrou ser menos citotóxico do que o AH 26, mas ambos causaram um aumento da genotoxicidade dependente da dose.

Epiphany (Pentron Clinical Technologies) ou RealSeal (Sybron Endo) é um selante que contém dimetacrilato de uretano (UDMA), dimetacrilatos de poli(etilenoglicol) (PEGDMA), bisfenol A-dimetacrilato etoxilado (EBPADMA) e bisfenol-A-glicidildimetacrilato (BisGMA), resinas concebidas para utilização com os materiais de núcleo de policaprolactona. Além disso, estes selantes contêm vidro de borossilicato de bário tratado com silano, sulfato de bário, sílica, hidróxido de cálcio, oxicloreto de bismuto com aminas, peróxido, um inibidor de foto e pigmentos. O Epiphany sealer é um selante composto de resina dentária de dupla polimerização que se autopolimeriza em cerca de 25 minutos. É fornecido com um primário auto-condicionante com monómero funcional terminado em ácido sulfónico, hidroxietilmetacrilato (HEMA), água e um iniciador de polimerização. O hipoclorito de sódio pode afetar negativamente a força de adesão do primário, pelo que, após a utilização de hipoclorito de sódio para irrigação, deve irrigar-se com ácido etilenodiaminotetracético (EDTA) e água estéril. Os lubrificantes que contêm peróxido também podem ter um efeito retardador nas resinas, pelo que se recomenda um enxaguamento final com EDTA e água esterilizada após a utilização destes lubrificantes. A clorexidina não afecta a resistência da ligação. Quando a obturação estiver concluída, a superfície coronal pode ser fotopolimerizada durante 40 segundos para criar um selamento coronal.

O Diaket (3M/ESPE, Minneapolis, MN) é um vedante popular na Europa há muitos anos e é um composto de policetona que contém polímeros de vinilo misturados com óxido de zinco e fosfato de bismuto. O Diaket é um vedante que assenta por quelação, mas contém cloreto de polivinilo sob a forma de polímero como ingrediente principal. Tem um componente líquido de B-diketona. É um material pegajoso que se contrai após o endurecimento, mas isso é compensado pela sua absorção de água. Tem tido bons resultados em testes in-vitro, incluindo estudos de biocompatibilidade. Os estudos demonstraram que, após reacções iniciais ligeiras dos tecidos, e após períodos mais longos de 2 semanas ou mais, parece haver uma diminuição da irritação dos tecidos. 0rstavik e Mjor referiram que o Diaket demonstrou uma boa biocompatibilidade em comparação com outros selantes

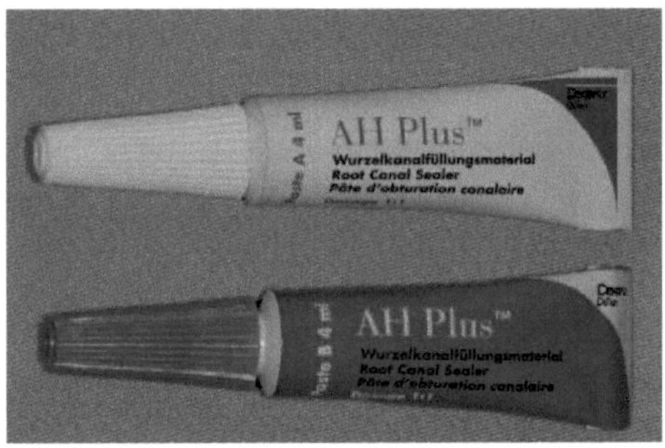

Fig.21. VEDANTE AH PLUS

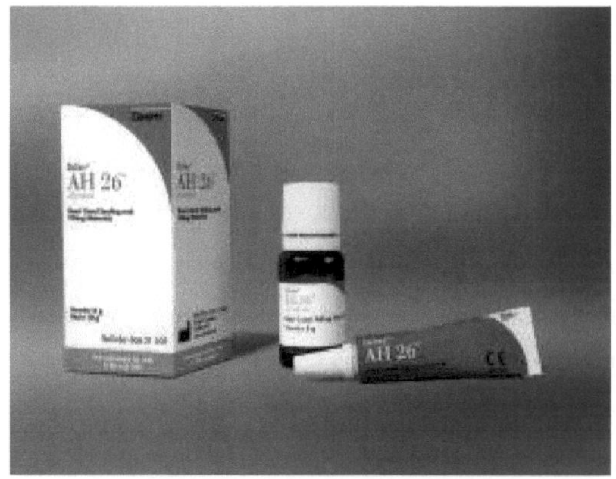

Fig.22. AH 26 VEDANTE

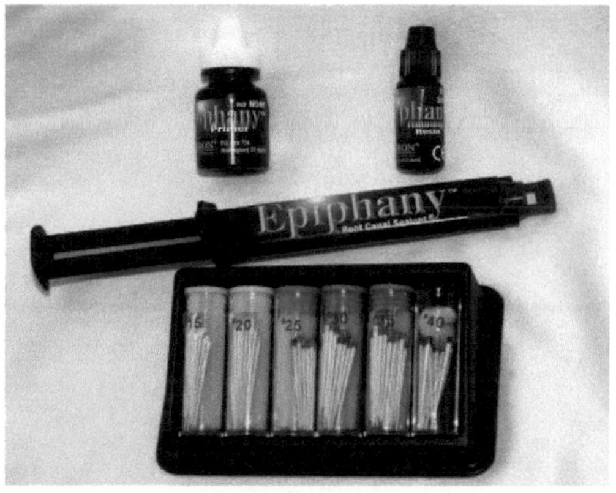

Fig.23. SELADOR EPIPHANY

SELANTES À BASE DE SILICONE

Os vedantes à base de silicone utilizam as mesmas qualidades que os compostos de calafetagem utilizados na construção doméstica em torno das estruturas da cozinha e da casa de banho, proporcionando aderência, uma vedação resistente à humidade e estabilidade.

O Lee Endo-Fill (Lee Pharmaceuticals, EI Monte, CA) é um exemplo de um selante de canal radicular à base de silicone.

O RoekoSeal (Roeko/Coltene/Whaledent, Langenau, Alemanha) é um polivinilsiloxano que é um selante branco tipo pastel. O RoekoSeal polimeriza-se sem retração e utiliza platina como agente catalisador.

Wu et al. relataram um estudo de acompanhamento de 1 ano sobre fugas, utilizando um modelo de transporte de fluidos, de obturações de cone único com o selante RoekoSeal. A obturação apical em todas as raízes não apresentou fugas, quer à 1 semana quer ao 1 ano.

GuttaFlow (Roeko/Coltene/Whaledent) é um polivinilsiloxano com partículas de guta-percha finamente moídas adicionadas ao selante RoekoSeal. GuttaFlow também contém óleo de silicone, óleo de parafina, catalisador de platina, dióxido de zircónio, nano-prata como conservante e um agente corante. Não contém eugenol. É um sistema de enchimento de guta-percha fluido a frio para a obturação de canais radiculares. O GuttaFlow é triturado na sua cânula e injetado passivamente no canal, sendo depois utilizado com pontos de guta-percha simples ou múltiplos.

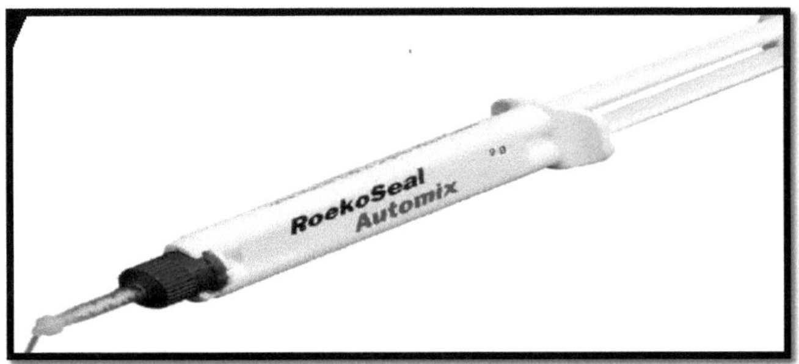

Fig.24. **ROSEKOSEAL**

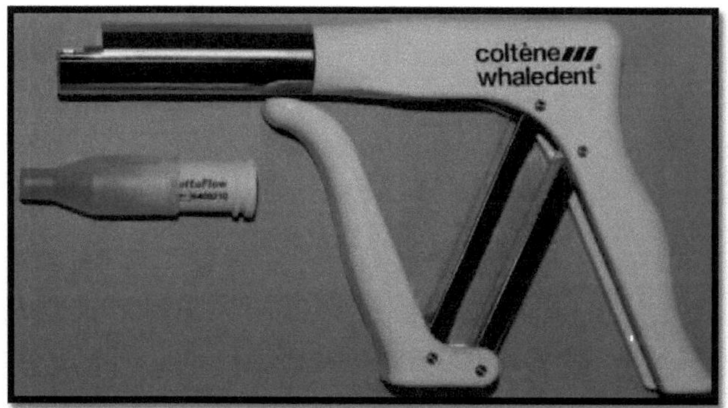

Fig.25. FLUXO DE GUTTA

VEDANTES DE METACRILATO DE URETANO

O EndoRez (Ultradent, South Jordon, UT) é um selante de resina UDMA hidrofílica que, alegadamente, tem uma boa humidificação do canal e fluxo para os túbulos dentinários. A propriedade hidrofílica melhora as suas capacidades de selagem, se ainda houver alguma humidade no canal aquando da obturação. O EndoRez é introduzido no canal com uma agulha Navitip estreita de calibre 30 (Ultradent). Pode ser utilizada uma técnica de ponta de guta-percha única ou a técnica de obturação por compactação lateral.

Também é comercializada a guta-percha revestida a resina EndoRez, que alegadamente se liga quimicamente ao selante EndoRez e funciona com todos os selantes à base de resina. As pontas EndoRez são fornecidas em tamanhos padrão ISO.

O EZ Fill (Essential Dental Systems, South Hackensack, NJ) é um selante de resina epóxi de noneugenol que é colocado com uma espiral bidirecional, rodando numa peça de mão, e utilizado com uma técnica de ponta de guta-percha única. A espiral foi concebida para espalhar o selante lateralmente na região apical do canal. Segundo consta, não encolhe ao assentar e é de natureza hidrofóbica, o que o torna resistente à degradação de fluidos. Um estudo demonstrou que o EZ fill sela tão bem como outras técnicas. Também foram registados resultados clínicos favoráveis.

O MetaSEAL (Parkell, Inc., Edgewood, NY) comercializado nos Estados Unidos e no Canadá é uma versão mais fina do 4-Meta, utilizado durante anos como selante de restauração. Belli et al. compararam o MetaSEAL em termos de fugas com o Epiphany/Real Seal e o AH Plus e concluíram que apresentava fugas significativamente mais baixas após a primeira semana. Após 4 e 12 semanas, não se registaram diferenças significativas entre os grupos. A fórmula auto-condicionante do MetaSEAL hibridiza a parede do canal, evitando fugas, e liga-se à guta-percha e ao Resilon.[9]

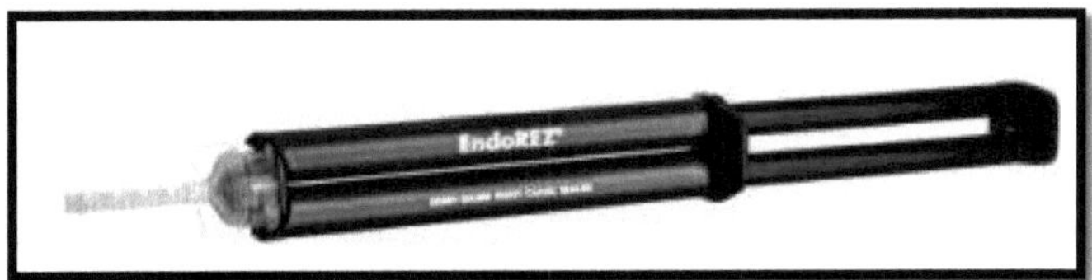

Fig.26. ENDOREZ

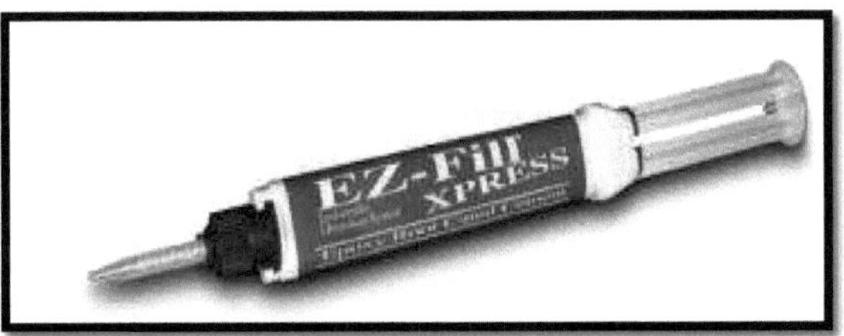

Fig.27. EZ FILL

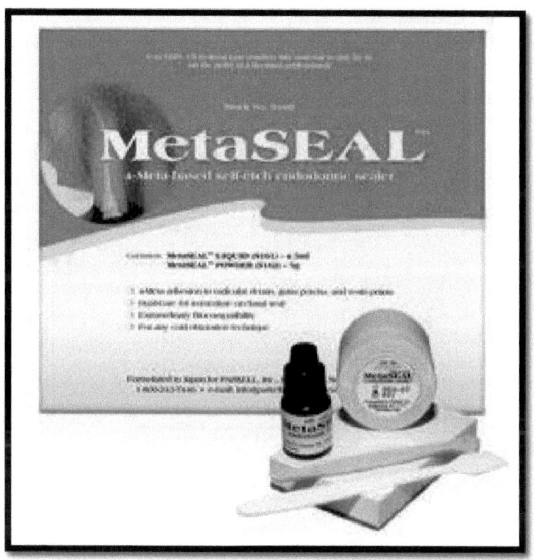

fig.28. METASEAL

BIOCERÂMICA

O selante Bioceramic (BC) é composto por óxido de zircónio, silicatos de cálcio, fosfato de cálcio monobásico, hidróxido de cálcio e vários agentes de enchimento e espessantes. O material está disponível numa seringa pré-misturada com pontas intracanais calibradas. Sendo um selante hidrofílico, utiliza a humidade no interior do canal para completar a reação de presa e não encolhe durante a presa. É biocompatível e apresenta propriedades antimicrobianas durante a reação de presa. Recomenda-se a aplicação do selante no terço coronal a metade do canal e, em seguida, o assentamento da guta-percha principal, por exemplo, Endosequence, iRoot SP.

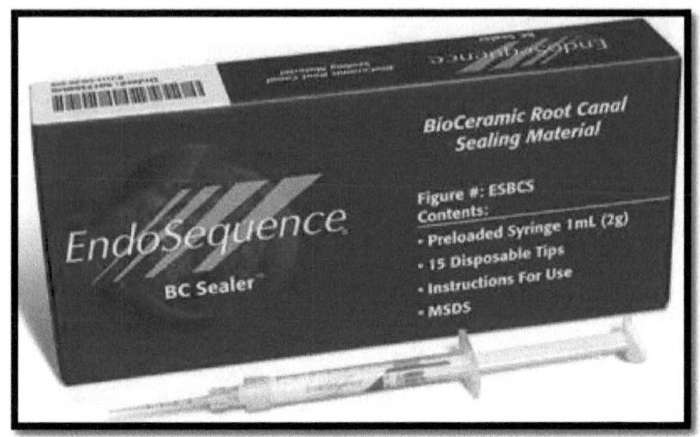

Fig.29. ENDOSEQUÊNCIA

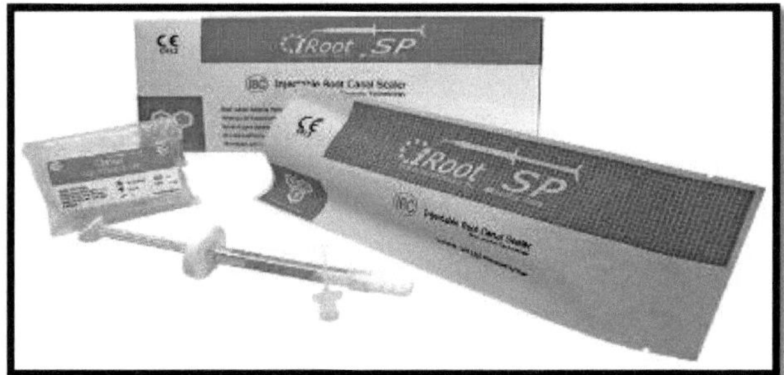

Fig.30. iROOT SP

MÉTODOS DE OBTURAÇÃO DO ESPAÇO DO CANAL RADICULAR

I) DE ACORDO COM GROSSMAN[15]

i. Condensação lateral

ii. Condensação vertical (guta-percha quente)

iii. Condensação seccional

iv. Compactação (técnica McSpadden)

v. Técnica de guta-percha termoplastisada

vi. Técnica de guta-percha plastificada quimicamente (técnica de cloropercha e eucapercha)

II) DE ACORDO COM COHEN[10]

i. Obturação do canal com um material semi-sólido:

a. Método do cone único

b. Método da condensação lateral

c. Método da condensação lateral e vertical

d. Lateral quente. Técnica de condensação

e. Método seccional

f. Método de condensação vertical com guta-percha quente

g. Método Chloropercha

h. Método de Chloropercha modificado

1) Técnica de difusão de Johnston-Callahan

2) Nygaard - Técnica de Ostby

i. Método Gutta-percha-Eucapercha

j. Método de condensação termoplastificada

k. Guta-percha termoplastificada Método de moldagem por injeção

ii. Obturação do canal com pastas

a. Hydron, uma obturação plástica hidrofílica do canal radicular

b. Seringa de pressão Técnica de injeção

c. N-2 e pastas afins

III) Obturação do canal com materiais sólidos

i. Cones de prata

a. Técnica de cone dividido/ seccionado

b. - Técnica com cones de prata melhorados

c. Técnica com cones de prata apicais

ii. Limas de aço inoxidável

iii. Cones rígidos

a. Cones rígidos de vitálio h

b. Cones rígidos de crómio-cobalto

IV) Diversos

i. Lee Endo-Fill

ii. Técnica de obturação apical com cavacos de dentina

iii. Pastas de hidróxido de cálcio como selantes e tampões apicais

C) DE ACORDO COM O INGLÊS[9]

I) Guta-Percha de núcleo sólido com selantes

i. Pontos de Gutta-Percha a frio

a. Compactação lateral

b. Variação da compactação lateral

ii. Guta-Percha a frio plastificada quimicamente

a. Eucaliptol

b. Clorofórmio

c. Halotano

iii. Guta-Percha aquecida no canal

a. Compactação vertical

b. Guta-percha em corte

c. Compactação lateral/vertical

1. Endo-Tec

2. Termopacto

d. Compactação termomecânica

1. Microfluxo. T.L.C., Vedante de motor e Condensador Maiilefer

2. J. S. Quick-Fill

3. Localizador de canais

4. Ultrassónico

iv. Guta-Percha termoplastificada

a) Inserção da seringa

1. Obturação

2. ultrafill

b) Inserção de suporte de núcleo sólido

1. Thermafil

2. Ter êxito

3. Pontos de prata

II) Preenchimento do terço apical

i. Lascas de dentina

ii. Hidróxido de cálcio

III) Injeção ou enchimento em "espiral

i. Cimentos

ii. Pastas

iii. Plásticos

iv. Fosfato de cálcio

COMPACTAÇÃO LATERAL DE GUTA-PERCHA A FRIO

Durante anos, a compactação lateral da guta-percha foi o ponto de referência para as técnicas de obturação. A técnica foi creditada a Callahan (1914), com os fundamentos técnicos da aplicação fornecidos por Sommer (1946).

A utilização do termo condensação lateral refere-se à colocação sucessiva de cones de guta-percha mais pequenos ou acessórios adjacentes a um cone principal de guta-percha bem ajustado. O espaço para os cones acessórios é criado com um espátula endodôntica que pode ser um dedo ou um instrumento manual. O espátula é inserido ao lado do cone principal, condensando assim o cone principal e os cones acessórios previamente colocados nas paredes do canal preparado. Após a remoção do expansor, existe um espaço no qual é colocado um cone acessório adicional. Este processo é repetido até que o expansor não consiga penetrar mais de 1-2 mm no orifício do canal[21] . A massa final de pontos é cortada no orifício coronal do canal com um instrumento quente, e a compactação vertical final é efectuada com um obturador grande. Se executada corretamente, a obturação sólida do canal reflectirá totalmente a forma e as dimensões da rede do canal.

Para compreender o processo real de condensação lateral e poder repeti-lo de forma eficiente e eficaz, é necessário ter em conta alguns factos importantes.[47]

- A forma do canal preparado deve ser a de um funil continuamente afunilado. Embora seja relativamente fácil atingir este objetivo no terço coronal, a sua realização na transição do terço apical para o terço médio é frequentemente menos do que ideal. A não modelação desta área impedirá a colocação do cone principal, do expansor e dos cones acessórios com o comprimento adequado.
- As forças que são aplicadas ao utilizar esta técnica não são puramente "laterais" na sua natureza. Também são criadas forças verticais durante a inserção do expansor e também a forma do canal é afunilada. Assim, os vectores da força criada são um composto de forças laterais e verticais.
- A colocação do spreader na matriz apical preparada ou no batente, sem prender nas paredes do canal, assegura a moldagem adequada do canal antes da condensação. Se necessário, o spreader deve ser curvado antes da colocação. A ligação excessiva dos expansores ou condensadores impedirá a profundidade de colocação necessária e predisporá a uma possível fratura da raiz durante a condensação
- O cone principal deve ser inserido facilmente até 0,54 mm da matriz apical preparada e deve apresentar um certo grau de ajuste apical ("tugback" ou ajuste confortável) nesse ponto.

A colocação do expansor num espaço de 1,0 mm ou mais próximo da matriz apical preparada, adjacente ao cone principal, é essencial para uma condensação apical completa.

PASSOS IMPORTANTES NA COMPACTAÇÃO LATERAL[9]

i. Determinação do tamanho do espalhador.

ii. Determinação da dimensão do ponto primário (cone principal).

iii. Secagem do canal.

iv. Mistura e colocação no canal.

i. DETERMINAÇÃO DA DIMENSÃO DO ESPALHADOR.

Antes de experimentar no ponto de teste, é obrigatório colocar o espalhador que atinja 1,0-2,0 mm do comprimento real de trabalho. Os afastadores foram numerados para corresponderem ao tamanho do instrumento. Por conseguinte, deve ser escolhido um afastador do mesmo tamanho do último instrumento apical ou um tamanho superior, de modo a que atinja 1 mm mas não penetre no orifício apical. Deve ser colocado um batente de borracha no eixo do afastador para marcar o verdadeiro comprimento de trabalho menos 1 mm. Em seguida, coloca-se de lado para utilização imediata.

ii. DETERMINAÇÃO DA DIMENSÃO DO PONTO PRIMÁRIO (CONE PRINCIPAL).

A ponta de guta-percha primária é selecionada para corresponder ao tamanho do último instrumento utilizado no ápice e deve ser testada no local. A técnica é simples e consiste em fazer corresponder um cone padronizado ao canal preparado. É importante que a ponta selecionada tenha um ajuste apertado nos 3 ou 4 mm apicais do canal. O cone antes de ser inserido no canal para seleção deve ser esterilizado durante 5 minutos em hipoclorito de sódio (5,25%) ou peróxido de hidrogénio (3%) ou clorhexidina (2%)

Os três métodos utilizados para determinar o ajuste correto do ponto primário:

- Teste visual
- Teste tátil
- Teste Radiográfico

Teste visual

Se o comprimento de trabalho do dente estiver correto e a ponta for completamente para a posição, o teste visual foi aprovado, a não ser que a ponta possa ser empurrada para além desta posição. Isto pode ser determinado agarrando a ponta 1 mm mais atrás e tentando empurrá-la apicalmente. Se a ponta puder ser empurrada até à extremidade da raiz, pode muito bem ser empurrada para além dela, para dentro do tecido. Ou o forame era originalmente grande ou foi perfurado. Se a ponta puder ser estendida para além do ápice, deve ser tentada a ponta de tamanho maior seguinte. Se esta ponta maior não entrar no sítio, a ponta original pode ser utilizada cortando 2 mm da ponta.

A principal razão para testar a ponta de prova é certificar-se de que a ponta se estende o suficiente para a obturação total, mas não se estenderá para além do forame apical.

Teste tátil

No caso de os 3-4 mm apicais do canal terem sido preparados com paredes paralelas (em contraste com um cone contínuo), deve ser necessário algum grau de força para assentar a ponta e, uma vez em posição, deve ser necessária uma força de tração para a deslocar. Isto é conhecido como "Tugback". No entanto, Allison e o grupo da Geórgia demonstraram que um tugback significativo na colocação da ponta de guta-percha primária não é essencial para garantir um selamento correto do canal radicular.

Novamente, se a ponta estiver solta no canal, deve ser tentada a próxima ponta de tamanho maior ou o método de cortar segmentos da ponta da ponta inicial deve ser seguido por tentativa e erro de posicionamento. Em canais achatados, no entanto, o "tugback" pode ser um critério enganador e deve ser considerado com cuidado (Metzger et al 1988).

Teste radiográfico

A película deve mostrar o ponto a estender-se até 1 mm da preparação. A avaliação radiográfica da adaptação do ponto é um melhor critério de sucesso do que qualquer método visual ou tátil. A radiografia da ponta de prova representa a oportunidade final para verificar todos os passos operatórios da terapia efectuados até à data. Ela mostrará se o comprimento de trabalho do dente estava correto, se a instrumentação seguiu a curva do canal e se se desenvolveu uma perfuração. Também mostrará a relação do ponto de obturação inicial com o preparo. Se a radiografia mostrar que a ponta foi forçada muito para além do ápice, neste caso, a ponta excessivamente estendida deve ser sempre encurtada a partir da extremidade do dente e cuidadosamente devolvida à posição correta. Nunca deve ser simplesmente puxada para o novo comprimento de trabalho, caso em que ficaria solta no canal. Nesta nova posição, deve passar novamente o teste tátil e radiográfico das pontas de prova.

Por vezes, o ponto inicial fica aquém do comprimento de trabalho estabelecido, apesar de ter o mesmo número que o último instrumento de alargamento. Isto pode dever-se a:

O instrumento de alargamento não foi utilizado em toda a sua extensão.

O instrumento foi destorcido pela força do relógio durante a utilização, pelo que não tem o diâmetro total. Permanecem detritos no canal. Existe uma saliência no canal na qual a ponta está a ficar presa.

Em qualquer caso, o problema pode ser resolvido através de um de dois métodos: Selecionando uma nova lima e reinstrumentando o canal até ao comprimento total de trabalho até que a lima fique solta no canal ou, no caso da guta-percha, afinando a ponta através da laminagem a frio com uma espátula esterilizada numa placa de vidro esterilizada. A tentativa e o erro determinarão o momento em que a ponta está assente. Nos casos de saliências, deve tentar-se ultrapassá-las.

A personalização da porção apical do cone com um solvente ou calor por vezes melhora a adaptação do cone de guta-percha. A parte apical de 2 a 3 mm de um cone ligeiramente grande é colocada num solvente como o clorofórmio durante cerca de 2 a 3 segundos ou mergulhada em água aquecida (40°C a 50°C). A porção coronal do cone permanecerá firme e serve como êmbolo mecânico para assentar o cone de guta-percha amolecido na matriz apical preparada. Este procedimento é melhor realizado num canal quando está presente um irrigante para evitar a aderência da guta-percha à parede do canal. Nos casos em que o canal ultrapassa o tamanho dos cones de guta-percha normalizados, podem ser enrolados vários cones para formar um cone grande, de modo a obter o "tugback". Neste caso, pode ser utilizado calor ou solventes químicos para assegurar a aderência dos cones numa massa única e congelada.[60]

iii. SECAGEM DO CANAL

Antes da obturação, deve ser colocada uma ponta de papel absorvente no canal, 1 mm antes do comprimento de trabalho, para absorver a humidade que se possa acumular. Para determinar a presença de humidade no canal, a ponta absorvente é removida e a ponta é desenhada ao longo da superfície do dique de borracha - se a ponta estiver húmida, deixa uma marca à medida que remove o pó do dique. Este procedimento tem de ser repetido com pontas frescas que já não risquem o dique. Para garantir a remoção da humidade residual do canal, é necessário desidratar as paredes do canal, lavando o canal com uma solução de álcool etílico a 95% ou de álcool isopropílico a 99% colocada numa seringa de irrigação. Para ser eficaz, o álcool deve permanecer 2-3 minutos no canal. A ponta absorvente final é inserida e deixada no local para ser removida assim que o selante for introduzido .[10]

iv. MISTURA E COLOCAÇÃO DO VEDANTE

Geralmente, utiliza-se uma placa de vidro esterilizada e uma espátula para a manipulação do vedante. Caso contrário, são esterilizadas limpando-as com uma esponja de gaze embebida numa solução germicida e secas com uma esponja esterilizada. Utiliza-se uma ou duas gotas de líquido e mistura-se de acordo com as instruções do fabricante. A consistência do cimento deve ser cremosa, mas pesada, e deve estender-se pelo menos um centímetro quando a espátula é levantada da mistura

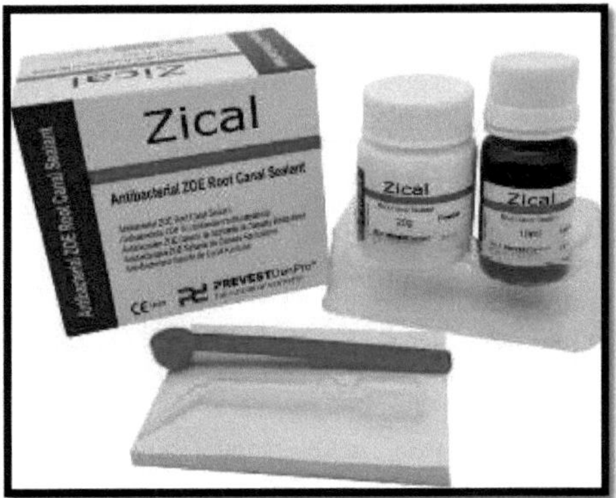

Fig.31. Óxido de zinco Euginol

Benatti e colegas afirmaram que a consistência ideal é alcançada quando a mistura pode ser mantida durante 10 segundos numa espátula invertida sem cair e se estica entre a placa e a espátula 2 cm antes de se partir. A consistência ideal permite um tempo de trabalho clínico amplo e uma alteração dimensional mínima. O selante não deve ser misturado demasiado fino mas, por outro lado, não deve ser tão viscoso que não possa fluir entre as pontas de guta-percha e penetrar nos canais acessórios e laterais ou nos túbulos dentinários . [12]

COLOCAÇÃO DO SELANTE DE CANAL RADICULAR[9]

Alguns médicos "bombeiam" o selante para dentro do canal com uma ponta de guta-percha. Alguns transportam-no com uma lima ou escareador que é rodado no sentido contrário ao dos ponteiros do relógio, bombeado para cima e para baixo e limpo contra todas as paredes. Alguns utilizam massas de enchimento rotativas ou em espiral rodadas no sentido dos ponteiros do relógio nos dedos ou muito lentamente numa peça de mão. Um método mais recente consiste em colocar o cimento com uma lima ultra-sónica sem líquido refrigerante. O problema associado às limas de pasta rotativas ou em espiral é a quebra. Outro problema encontrado na utilização de lentulospirais rotativas é o facto de o cimento ser "batido" no canal, fazendo com que assente prematuramente, o que faz com que o ponto primário não fique no lugar.

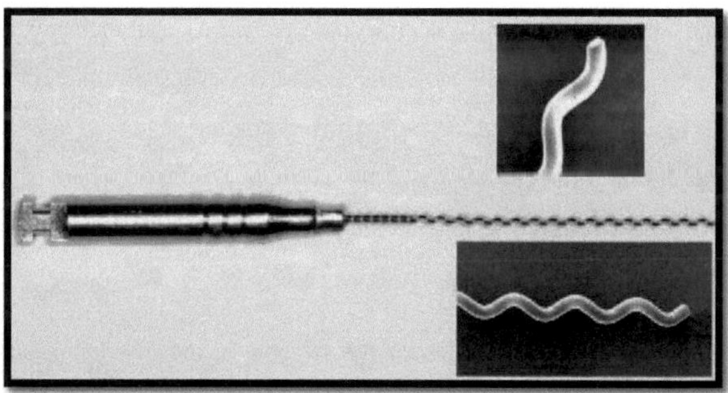

Fig.32. Espiral Lentulo utilizada para a colocação do selante durante a obturação.

COLOCAÇÃO DO PONTO PRINCIPAL[9]

O ponto primário (ou mestre ou inicial) pré-medido revestido com cimento é movido para o comprimento total de trabalho. O selante actua como um lubrificante. Se a forma de resistência tiver sido corretamente preparada para que exista uma abertura mínima no forame: não mais do que, e normalmente não mais do que, um pequeno sopro de cimento será forçado a partir do ápice.

Mesmo que exista uma quantidade excessiva de cimento no canal antes da colocação da ponta, a guta-percha inicial ou mestra bem ajustada não força uma maior quantidade de cimento através do forame apical, mas desloca o cimento coronalmente à medida que é movido lentamente para a posição: isto deve-se à forma cónica da ponta e do canal.

OBTURAÇÃO DE PONTOS MÚLTIPLOS COM COMPACTAÇÃO LATERAL

Quando o encaixe do cone primário cimentado estiver assegurado, a extremidade que se estende para dentro da cavidade coronária deve ser removida com um instrumento quente para permitir espaço para o espátula seguir. O afastador pré-medido é então introduzido no canal ao lado da ponta primária e, com um movimento vertical rotativo, é lentamente movido apicalmente até à penetração total, marcada no eixo com um batente de silicone.

A Weine recomenda que o espalhador inicial seja deixado no local durante um minuto inteiro para dar tempo a que a guta-percha primária se reconfirme a esta pressão . [48]

O espalhador é então removido com o mesmo movimento recíproco e é imediatamente seguido pelo primeiro ponto auxiliar inserido até à profundidade total do espaço deixado pelo espalhador. A este ponto de guta-percha seguem-se mais espalhadores e mais pontos até que toda a cavidade radicular esteja preenchida.

Foi referido que a força das espátulas é aparentemente transmitida 1-2 mm para além da ponta da espátula e molda os pontos e o vedante contra as paredes é forçado apicalmente. Para garantir uma obturação coesa: pode ser necessário adicionar selante adicional em cada ponto. Considera-se que a obliteração está completa quando a espátula já não consegue penetrar na massa para além da linha cervical.

Nesta altura, os pontos salientes são cortados no orifício do canal com um instrumento muito quente. A compactação vertical com um obturador Dirge assegurará então a compressão mais apertada possível da massa de guta-percha. Todo o selante e a guta-percha devem ser removidos da câmara pulpar e deve ser tirada uma radiografia final. Deve seguir-se uma obturação coronal definitiva ou temporária.

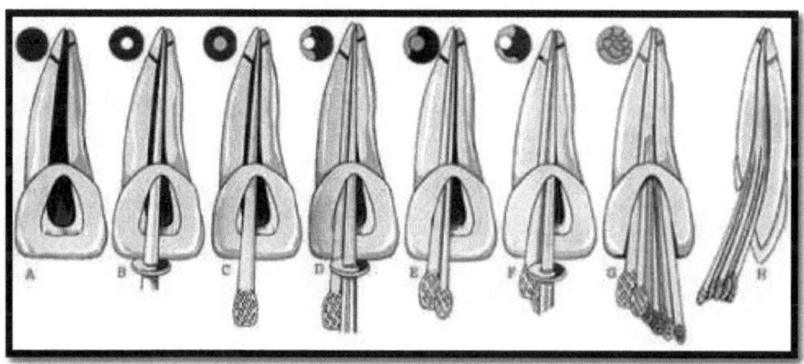

Fig.33 COMPACTAÇÃO LATERAL

VARIAÇÕES DA COMPACTAÇÃO LATERAL:

Canal curvo

Praticamente todos os canais apresentam alguma curvatura. Mais de 40% dos incisivos laterais superiores têm uma "curva de rutura" no terço apical. Mais de 50% das raízes palatinas dos primeiros molares superiores curvam-se para a vestibular. A compactação lateral de canais curvos pode ser muito eficaz na maioria dos casos. No entanto, pode ser difícil, se não impossível, em canais dilacerados ou em baioneta severamente curvados. A utilização de um ponto primário flexível para colocar no ápice ou a expetativa de que um afastador rígido atinja até I mm do comprimento de trabalho impede a utilização de uma compactação lateral adequada. Existem outras técnicas que utilizam guta-percha aquecida ou termoplastificada que são mais aplicáveis nestes casos. Na grande maioria dos casos, em que a compactação lateral é aplicável, a rotina é exatamente a mesma: colocação do selante, colocação do ponto primário, seguido de espalhadores e pontos auxiliares. No entanto, será exercida mais força vertical contra o ponto primário, uma vez que o espalhador tenderá a ficar preso na guta-percha e a forçá-la apicalmente.

Consequentemente, o ponto principal deve ser colocado 2 mm antes do terminal apical para ser empurrado para o lugar pela força vertical e lateral da espátula. Devem ser utilizados pequenos afastadores flexíveis, caso tenham de seguir a curva.

CANAIS E ÁPICES IMATUROS[12]

O canal imaturo é complicado por um forame aberto. A abertura apical é ou uma terminação não constritiva de um canal tubular ou um forame alargado de forma "blunderbuss". Devem ser feitos todos os esforços para obter o fecho apical (nos casos em que o ápice permanece aberto devido à morte precoce da polpa) através da "apexificação". Caso a apexificação falhe ou seja inadequada, devem ser utilizados métodos especiais para obturar os canais sem o benefício do forame construtivo servindo como uma matriz confinante, contra a qual se condensar.

Canais tubulares [9]

O canal tubular grande com pouca constrição no forame pode ser melhor preenchido com um cone de guta-percha primário "grosseiro" que tenha sido embotado cortando a ponta. Por vezes, o canal é tal que pode ser utilizada uma ponta "feita à medida". Em qualquer dos casos, a ponta de prova deve passar os testes de ajuste correto. O objetivo da ponta primária é bloquear o forame tanto quanto possível, enquanto as pontas auxiliares são condensadas para completar a obturação. O comprimento do dente deve ser marcado na ponteira para que não seja forçado a sair do ápice. "Com cuidado, pode ser colocada uma obturação bem compactada sem que haja um excesso grosseiro de cimento ou de guta-percha.

Técnica do ponto invertido[9]

O tipo particular de canal para o qual este método de preenchimento é mais aplicável é o canal tubular encontrado no dente que sofreu morte precoce da polpa ou que foi ressuscitado por apexificação. Como ponto primário, é selecionado um cone de guta-percha de tamanho maior e a extremidade serrilhada do ponto é cuidadosamente removida com um bisturi. A ponta é invertida e experimentada no canal, ou seja, deve ir visivelmente até à profundidade total, mas parar mesmo antes do ápex. Deve apresentar um "tugback" quando se tenta removê-la. Finalmente, deve aparecer na radiografia em posição ideal para obliterar a área do forame do canal. Se se considerar que o ponto invertido preenche corretamente os requisitos de um ponto primário, o canal é generosamente revestido com o cimento e o ponto revestido com cimento é lentamente empurrado para a posição completa. Esta ponta pode atuar como um êmbolo devido à forma do canal e ao ajuste apertado da ponta. O doente pode queixar-se de desconforto devido à evacuação de ar; no entanto, se a ponta for colocada lentamente, será forçado relativamente pouco cimento para o tecido perirradicular. Quando o ponto invertido primário estiver colocado, devem ser cuidadosamente adicionados pontos adicionais de guta-percha por condensação lateral com o espalhador. Nesta altura, é muito importante marcar o comprimento do dente na espátula, para que o instrumento não penetre no tecido perirradicular. A espátula é usada repetidamente seguida de pontos auxiliares de guta-percha até que o canal esteja totalmente obliterado. O erro mais comum nesta técnica é o receio de uma obturação excessiva. É aplicada uma pressão insuficiente durante a condensação lateral, resultando numa obturação mal condensada. Isto, por sua vez, permite fugas subsequentes e convida ao fracasso.

Rolo de Gutta-Percha feito à medida[49]

Se o canal tubular for tão grande que a maior ponta de guta-percha invertida ainda estiver solta no canal, deve ser utilizada uma ponta de guta-percha feita à medida como ponta primária. Este ponto pode ser preparado aquecendo uma série de pontos de guta-percha e combinando-os, pressionando-os e torcendo-os de ponta a ponta para formar um feixe. Os cones de guta-percha ligeiramente aquecidos são enrolados entre duas placas de vidro esterilizadas, mantidas em ângulo, de modo a formar um cone com um diâmetro aproximado ao tamanho do canal. Se o cone for demasiado grande para o canal, é novamente aquecido e enrolado num diâmetro mais pequeno. É necessário ter cuidado para que não haja espaços vazios na massa. Depois de se deixar arrefecer e endurecer o cone ou de o arrefecer com um spray de cloreto de etilo, a extremidade apical da ponta endurecida é amolecida superficialmente através de uma imersão "flash" da ponta em clorofórmio, eucaliptol ou halotano. O cone amolecido é inserido com alguns movimentos suaves de bombeamento até atingir o comprimento de trabalho. É feita uma marca na parte vestibular do cone e este é mergulhado em álcool para parar a ação deste solvente. O álcool também pode ser utilizado para ajudar a secar o canal antes da obturação. O cone personalizado é uma réplica da forma interna do canal e deve ser inserido no mesmo trajeto e posição quando for cimentado. A guta-percha enrolada deve ser testada para verificar se está a ser puxada para trás e verificada novamente através da radiografia. A guta-percha que sobressai da coroa deve então ser cortada na base da câmara pulpar com uma escavadora de colher quente, de modo a que o espátula possa ser introduzido. O espátula deve ser marcado a uma distância curta do comprimento de trabalho do dente. A compactação literal é necessária em conjunto com o rolo de guta-percha personalizado ou feito à medida para garantir a obliteração completa do espaço do canal.

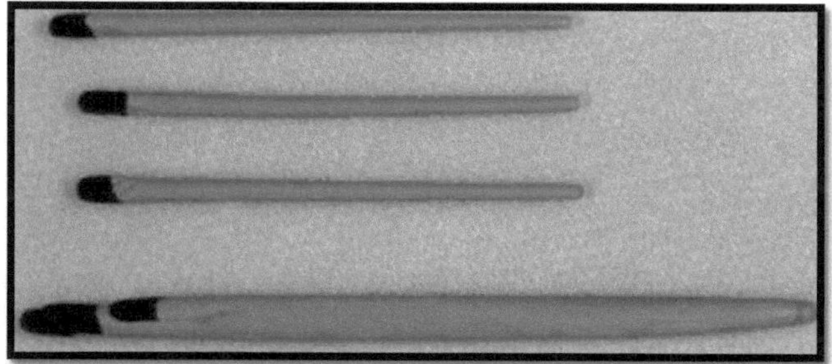

Fig.34. ROLO DE GUTA-PERCHA FEITO À MEDIDA

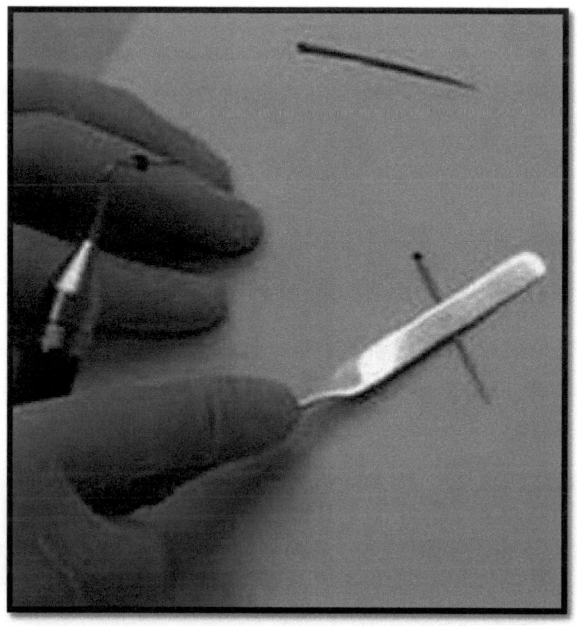

Fig... TORÇÃO DE GUTA-PERCHA QUENTE EM CONJUNTO

Simeson e Natkin sugeriram uma técnica de obturação especializada para os dentes com canais tubulares, mas com ápices fechados[9] . Estas são as raízes que originalmente tinham a forma de um arco, mas que foram induzidas a completar o seu crescimento através da apexificação. O canal é inicialmente preenchido com um rolo de guta-percha aquecido e amolecido feito à medida, cimentado no local e cortado no orifício do canal com uma escavadora de colher quente. Utilizando um obturador pesado, a guta-percha é forçada até ao ápice e compactada no local. A pressão exercida com o obturador deixará um vazio no centro da massa quando o obturador for retirado com um movimento de torção. O obturador é mergulhado em pó de oxifosfato de zinco para evitar a aderência e, em seguida, é utilizado para colapsar a guta-percha no espaço criado pela obturação inicial; se a guta-percha começar a endurecer, o êmbolo é aquecido para compactar melhor a obturação. Com uma forte pressão vertical, todo o canal radicular é obturado e o excesso de guta-percha é raspado ao nível da gengiva.

Deve-se concluir que os objectivos da terapiado canal radicular são bem cumpridos com o desbridamento total do canal e a obturação por compactação lateral. Os insucessos serão devidos à negligência destes objectivos e à compactação excessiva que conduz à fratura.

GUTA-PERCHA PLASTIFICADA QUIMICAMENTE

Uma modificação da técnica de compactação lateral envolve a utilização de um solvente para amolecer a ponta de guta-percha primária, num esforço para assegurar que esta se adapta melhor às aberrações na anatomia do canal apical.

Método Chloropercha[12]

Dissolvendo a guta-percha em clorofórmio obtém-se a cloropercha. A pasta de cloropercha é utilizada pelos clínicos sónicos como o único material de obturação do canal. Como tal, a técnica não é sólida devido ao encolhimento excessivo da obturação após a evaporação do clorofórmio. No entanto, utilizada como selante em conjunto com um cone primário bem ajustado, a cloropercha pode preencher com êxito os canais acessórios e o espaço do canal radicular. A técnica é útil em casos de perfurações e na obturação de canais com curvatura invulgar que não podem ser negociados ou canais com formações de saliência.

MÉTODOS DE CLOROPERCHA MODIFICADOS

- **Método Johnston-Callahan[48]**

Johnston modificou a técnica da cloropercha de Callahan para desenvolver a técnica de difusão de Johnston-Callahan. Por este método, o canal é repetidamente inundado com álcool a 95% e depois seco com pontos absorventes.

Em seguida, inunda-se a pasta com a solução de clorofórmio **de colofónia de Callahan** durante 2-3 minutos. Adiciona-se mais clorofórmio se a pasta se tornar demasiado espessa por difusão ou evaporação. Insere-se um cone de guta-percha adequado e comprime-se lateral e apicalmente com um movimento de agitação do obturador até que a guta-percha esteja completamente dissolvida na solução de colofónia clorofórmica no canal. São inseridos pontos adicionais, um de cada vez, e dissolvidos da mesma forma. Utiliza-se um obturador para aplicar pressão lateral e vertical para forçar a cloropercha nos canais acessórios e nos forames múltiplos. Deve-se ter cuidado para evitar o enchimento excessivo, pois a cloropercha recém-preparada é tóxica antes da evaporação. O problema com esta técnica está centrado no uso de demasiado solvente. À medida que o clorofórmio se evapora da cloropercha, provoca uma alteração dimensional significativa da obturação e uma possível perda do selamento apical.

Nvgaard -Ostby modificou o método da cloropercha, acrescentando-lhe uma preparação à base de guta-percha finamente moída. Bálsamo do Canadá, colofónio e pó de óxido de zinco misturados com clorofórmio num prato dappen. Depois de os canais terem sido revestidos com Cloropercha, o cone primário mergulhado no selante é inserido apicalmente com força, empurrando a ponta parcialmente dissolvida do cone para a sua sede apical. Cones adicionais mergulhados no selante são introduzidos no canal para obter uma obturação satisfatória. Nygaard-Osthy sugere uma condensação lateral adicional, mas para evitar o enchimento excessivo com a técnica de cloropercha, a utilização de um espalhador é adiada para uma consulta subsequente.

O método **de Nygaard - Ostby** reduz significativamente as extrusões apicais e a contração da obturação final.

MÉTODO GUTTA-PERCHA-EUCAPERCHA: [10]

Em tempos, houve a preocupação de que o clorofórmio fosse carcinogénico, mas foi recentemente autorizado para utilização clínica em medicina dentária pela FDA, OSHA e ADA. Outros solventes, o eucaliptol e o halotano, tornaram-se populares como substitutos do clorofórmio.

O eucaliptol é derivado das árvores de eucalipto e é o principal constituinte do óleo de eucalipto. Tem muito menos toxicidade local para os tecidos do que o clorofórmio e é utilizado na medicina como descongestionante. As desvantagens da utilização do eucaliptol são a sua ação mais lenta, a necessidade de aquecimento para a sua utilização e o seu custo mais elevado (Wourms et al, 1991). O eucaliptol pode ser aquecido até cerca de 30°C

Dissolverá a guta-percha e a eucapercha formar-se-á em cerca de um minuto. O eucaliptol tem propriedades antibacterianas e anti-inflamatórias.

Técnica

A preparação da cavidade endodôntica é efectuada como habitualmente para obter uma preparação cónica suave. Uma vez que a guta-percha e a eucapercha podem ser difundidas e levadas a fluir para canais estreitos e curvos, a preparação endodôntica não tem de ser muito extensa apicalmente. A preparação apical é efectuada com uma lima n.º 25 ou 30. A preparação deve apresentar uma paragem apical definida para evitar que uma quantidade indevida de eucapercha seja forçada para além dos limites do sistema de canais radiculares.

O cone primário deve ser ajustado de forma muito apertada até cerca de 1,0 a 1,5 mm antes do ápice radiográfico; deve possuir um "tugback" definido. A patência do canal é avaliada.

Enche-se o prato Dappen até 2/3 com eucaliptol. Os segmentos de guta-percha são colocados no eucaliptol. A cápsula é mantida com um alicate sobre a chama de um candeeiro de álcool ou bico de Bunsen durante 20-30 segundos. O conteúdo é agitado com um instrumento de plástico até os segmentos de guta-percha se dissolverem. A mistura de eucapercha transforma-se numa massa turva. A metade apical do cone primário pré-montado é mergulhada na mistura quente de eucapercha e rodada durante 30-45 segundos. Um cone primário pode ser mergulhado em eucapercha quente durante cerca de um minuto sem perder a sua forma básica. O cone de eucapercha é introduzido no canal até que a marca na guta-percha coincida com o ponto de referência na superfície incisal ou oclusal. É efectuada uma verificação radiográfica. A condensação vertical e lateral é então efectuada para completar o procedimento de obturação. Ocasionalmente, podem ser adicionadas algumas gotas de eucaliptol morno à câmara pulpar para ajudar a amolecer a massa de obturação e mover a guta-percha e a eucapercha apicalmente. Cones acessórios adicionais são adicionados e fundidos à massa de guta-percha eucapercha para preencher tridimensionalmente todo o sistema de canais. A técnica da guta-percha eucapercha, se efectuada corretamente, pode preencher eficazmente os canais laterais e acessórios.

GUTA-PERCHA AQUECIDA NO CANAL

a) COMPACTAÇÃO VERTICAL DE GUTA-PERCHA QUENTE

A condensação vertical da guta-percha é, de facto, o método de adaptação no canal preparado que constitui a base de muitas técnicas, tais como a técnica seccional, a técnica da guta-percha quente e as técnicas termoplastificadas [50]

A técnica de condensação vertical mais comum tem sido a técnica da guta-percha quente. As suas origens são diversas, com a modificação inicial dos seus elementos essenciais por **Berg** em 1953 e a técnica popularizada por Schilder em 1967[51] . Ele introduziu o conceito de limpar e moldar o canal radicular numa forma cónica e, em seguida, obturar o espaço tridimensionalmente com guta-percha aquecida no canal e compactada verticalmente com obturações. Ele afirmava que todos os "portais de saída do canal podem ser obturados com uma quantidade máxima de guta-percha e uma quantidade mínima de selante.

Para compreender as ramificações desta abordagem à obturação do canal, devem ser considerados alguns aspectos essenciais:

- O canal deve apresentar um afunilamento gradual com a parte mais estreita dirigida apicalmente e a parte mais larga no terço coronal.
- A secção transversal interna da anatomia do canal preparado deve tornar-se progressivamente mais larga a partir da constrição apical preparada.
- O canal deve ser modelado, tendo em consideração a anatomia externa das raízes. Não devem estar presentes fechos apicais, perfurações ou bloqueios.
- O cone de guta-percha selecionado para preencher a maior parte do espaço do canal radicular deve assemelhar-se muito à forma do canal preparado.
- Devem ser utilizadas quantidades mínimas do selante do canal radicular para minimizar o movimento do selante para além dos limites do dente.

- A guta-percha deve ser amolecida uniformemente para assegurar o movimento apical do material, especialmente no terço apical do canal, e para minimizar a quantidade de pressões de condensação apical. Isto é fundamental em todas as áreas do canal.
- Os instrumentos de condensação nunca devem prender-se contra as paredes do canal, o que impediria a penetração apical e predisporia a fracturas radiculares. Por conseguinte, é essencial preparar os instrumentos de condensação antes da obturação do canal.[52]

MONTAGEM DO CONE PRINCIPAL

A seguir à preparação de um canal completamente limpo e continuamente afunilado, o passo crítico da adaptação do cone principal é a caraterística mais importante desta técnica. Uma vez que a sua conicidade se aproxima da forma do canal preparado, são utilizados cones de guta-percha não normalizados como cones primários. O cone é colocado de forma a atingir o terminal radiográfico e depois é cortado ligeiramente curto (0,5-1,0 mm) deste comprimento. Isto permite a moldagem a quente do cone redondo no portal de saída não redondo e o contacto selante/tecido[53] . O ajuste do cone mestre é a chave para o sucesso desta técnica. Quando a guta-percha é subsequentemente aquecida e compactada. Ela encaixa-se não só nas partes críticas do canal, mas também nos portais de saída moldados e limpos. Quando compactado, o cone primário fornece o corpo da "onda quente de compactação" que se move apicalmente e depois uma onda quente de compactação que se move coronalmente. O cone deve encaixar firmemente no terço apical, ou seja, ter um bom "tugback" e ter um afunilamento diminuído em direção aos terços médio e coronal também.

Embora a guta-percha seja um mau condutor de calor, pode ser amolecida pelo calor num intervalo de 4-6 mm e condensada verticalmente para preencher o sistema de canais radiculares. A extensão apical até à qual a guta-percha pode ser compactada depende da quantidade e profundidade do calor transmitido e das forças de condensação. O amolecimento térmico da guta-percha é regido pela quantidade de calor utilizada. Esta varia em proporção direta com a proximidade e a intensidade da fonte de calor, a frequência do ciclo de aquecimento e o volume de guta-percha no canal. Não existe praticamente qualquer risco de uma obturação demasiado curta ou demasiado longa, se o primeiro cone encaixar corretamente . [54]

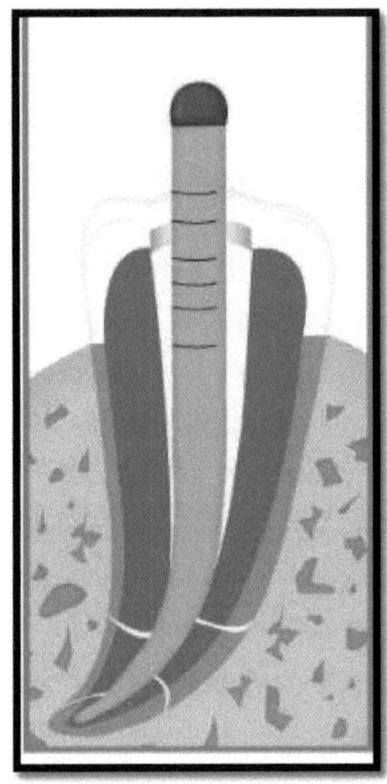

fig.36. MONTAGEM DO CONE PRINCIPAL

Foi demonstrado que a Guta-percha termossuavizada, tal como utilizada nesta técnica, expande 1-2%. Um estudo recente mostrou que o encolhimento da guta-percha quente após o arrefecimento é da ordem dos 0,45%. Para contrabalançar o efeito das alterações dimensionais quando a guta-percha é termossuavizada, deve ser exercida uma condensação contínua durante o arrefecimento.

PREFERINDO OS DESENTUPIDORES VERTICAIS:

O objetivo disto é que o obturador mais largo apropriado capture a almofada máxima de guta-percha quente à medida que a onda é levada apicalmente. É geralmente preferível utilizar um conjunto de obturadores concebidos para o terço coronal do canal. Um plugger mais estreito para o terço médio e o plugger mais estreito para o terço apical do canal. Apenas um ou dois obturadores podem ser necessários para dentes curtos, enquanto 3 ou 4 obturadores são utilizados em canais mais longos.

Os saca-bocados Schilder estão marcados com serrilhas de 5 em 5 mm, pelo que a profundidade de cada instrumento penetrado deve ser registada com o número do saca-bocados. Os obturadores são então guardados para utilização imediata. [49]

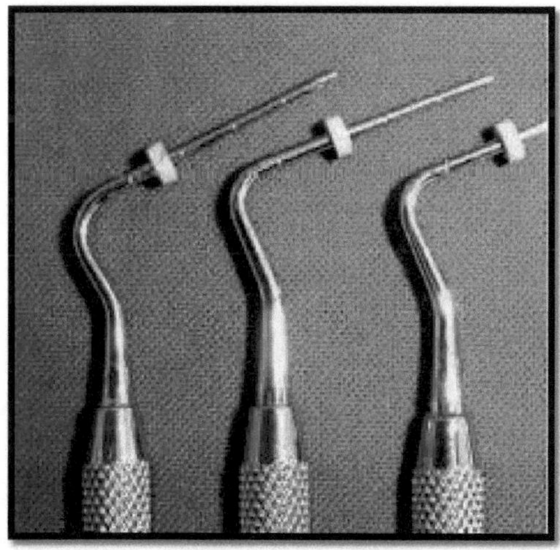

Fig.37. TAMPÕES

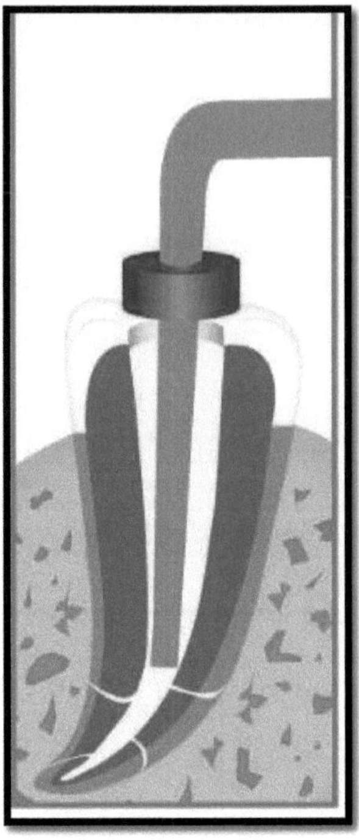

Fig.38. Montagem do obturador

INSTRUMENTO DE TRANSFERÊNCIA DE CALOR[49]

Inicialmente, foi utilizado um instrumento concebido de forma semelhante a um espalhador para transferir o calor de um bico de bunsen para a guta-percha. O instrumento era aquecido a vermelho-cereja, imediatamente levado para dentro do canal, penetrado na massa de guta-percha e aí deixado durante 2-3 segundos para permitir a transferência do calor. Em seguida, foi retirado com um movimento de limpeza ligeiramente circular, "congelando" parte da guta-percha no suporte de calor. Seguiu-se imediatamente a compactação vertical.

O transportador de calor Schilder é substituído pelo Touch 'n Heat 5003, um dispositivo eletrónico especialmente desenvolvido para a técnica da guta-percha quente. Apresenta o mesmo perfil térmico que o suporte de calor original, mas tem a vantagem de gerar calor automaticamente na ponta do instrumento. Estão disponíveis modelos com bateria ou com corrente eléctrica.

Embora qualquer selante biologicamente compatível possa ser utilizado com sucesso com esta técnica, o selante de canal pulpar Kerr tem sido defendido devido à sua tenacidade, capacidade de variar a viscosidade, baixa capacidade de restauração e aceleração do tempo de presa na presença de calor.

ETAPAS PROCESSUAIS [49]

- Secar o canal com pontas de papel e confirmar a permeabilidade do forame com um instrumento mais pequeno do que o último instrumento utilizado para desenvolver a preparação apical.
- Encaixe o cone de guta-percha adequado no terminal radiográfico patente. Este deve atingir visualmente o comprimento total de trabalho e apresentar um efeito de "tug-back". Confirmar a posição radiograficamente. Cortar a extremidade do cone no ponto de referência incisal ou oclusal.
- Retirar o cone e cortar 0,5 a 1,0 mm da ponta, reinserir, verificar o comprimento e puxar para trás. O diâmetro apical do cone deve ser o mesmo diâmetro do último instrumento apical. Remova o cone, curve-o se necessário e coloque-o de lado.
- Pré-ajuste os obturadores à preparação do canal: primeiro o obturador mais largo a uma profundidade de 10 mm, depois o obturador intermédio a uma profundidade de 15 mm e, por fim, o obturador mais estreito a 3-4 mm do terminal. Marque os comprimentos em que os obturadores penetraram.
- Irrigar mais uma vez com hipoclorito de sódio e secar com pontas de papel.

- Deposite uma pequena quantidade de selante de canal radicular no canal com uma lentuloespiral prática. Revestir ligeiramente todas as paredes.
- Revestir o terço apical do cone de guta-percha com uma fina película de selante.
- Introduzir o cone, agarrado com um alicate de algodão, até meio do canal. Em seguida, empurre-o suavemente para a posição correta com a ponta fechada do alicate de algodão. Num canal curvo, o cone irá rodar à medida que responde à curvatura.
- Utilizando um escavador de colher quente ou o transportador de calor Touch 'n' Heat 5003, limpe o excedente do cone na câmara pulpar até ao nível cervical. Isto transfere o calor para o terço coronal do cone de guta-percha.
- Utilizando o obturador vertical mais largo que foi previamente revestido com pó de cimento como meio de separação, a guta-percha é dobrada em massa e compactada na direção apical com pressão sustentada. Esta é a primeira onda de calor. A temperatura da guta-percha foi aumentada 5-8 graus C acima da temperatura corporal, o que permite a deformação devido à compactação. A esta temperatura (42-45ºC), a guta-percha mantém a sua forma β cristalina com um encolhimento mínimo à medida que arrefece até à temperatura corporal.
- A segunda onda de calor começa com a introdução do transportador de calor novamente na guta-percha, onde permanece durante 2-3 segundos e, quando recuperado, leva consigo a sua primeira remoção selectiva de guta-percha. Imediatamente, o obturador revestido de tamanho médio é submerso na guta-percha quente. A pressão vertical exerce também uma pressão lateral. A massa de preenchimento é compactada apicalmente em ondas de 3-4 mm criadas por ciclos repetidos de calor e compactação.

O segundo aquecimento com o transportador de calor aquece os 3-4 mm seguintes de guta-percha e, mais uma vez, é retirada uma quantidade na extremidade do transportador de calor.

- O obturador mais estreito é imediatamente inserido no canal e o material excedente ao longo das paredes é dobrado centralmente na massa apical, de modo a que a onda de calor comece a partir de um planalto plano. A guta-percha quente é então compactada verticalmente de modo a que o material flua para os portais apicais de saída e os sele.

O "down-pack" apical está agora concluído e se for colocado um pilar a esta profundidade, não é necessário utilizar mais guta-percha.

A "obturação posterior" do restante canal completa a obturação. O método clássico de "back packing" consiste em colocar segmentos de guta-percha pré-cortados de 5 mm no canal, soldá-los a frio com o obturador apropriado ao material apical, aquecê-los com o transportador de calor e depois compactá-los. É de notar que não se tenta remover seletivamente a guta-percha durante a compactação. Este procedimento seccional é continuado até que todo o canal esteja obturado.

A injeção de guta-percha termoplastificada a partir de uma das seringas, como a Obtura II, pode ser um método alternativo de retroprojeção. Em qualquer dos casos, a guta-percha plastificada deve ser compactada com obturadores verticais para assegurar o seu fluxo para os portais de saída, para a soldar aos materiais apicais e para minimizar a retração.

O ato final envolve a limpeza completa da câmara pulpar abaixo da junção cemento-esmalte, a adição de uma barreira apropriada e a colocação de uma restauração permanente. Nos molares, deve ser colocado um selante extra na zona cervical, adiciona-se guta-percha quente e compacta-se para assegurar que os portais de saída das furcas serão preenchidos.

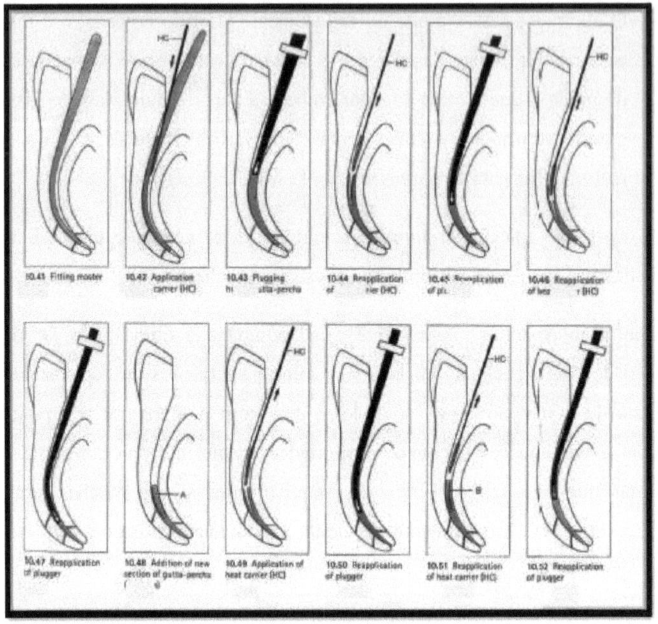

Fig.17. TÉCNICA VERTICAL QUENTE

Problemas comuns encontrados com a técnica de condensação vertical quente:[13]

- O cone primário pode aderir ao obturador e deslocar-se. Isto pode ser evitado mergulhando o obturador em pó de cimento e movendo-o para trás e para a frente lateralmente no canal para o libertar da guta-percha quente.
- O transportador de calor quente pode deslocar o cone primário. Isto deve-se normalmente à incapacidade de remover rapidamente o instrumento do canal. Se o cone primário deslocado não estiver danificado, é simplesmente separado do instrumento, recolocado cuidadosamente no canal e condensado apicalmente.

- A não libertação dos segmentos de guta-percha deve-se provavelmente à presença do selante nas paredes do canal ou à fixação incorrecta do segmento ao instrumento aquecido.
- O preenchimento não homogéneo causado por vazios pode ser evitado através da seleção cuidadosa do tamanho dos segmentos de guta-percha, do aquecimento adequado e da condensação completa.
- Os acidentes de procedimento e os danos ao paciente quando os instrumentos quentes estão a ser passados durante a obturação do canal na dentisteria a quatro mãos podem ser evitados posicionando o assistente dentário do mesmo lado que o clínico. Isto facilita a troca rítmica e eficiente dos instrumentos.
- A dificuldade de obturação de canais radiculares invulgarmente curvos, em que as pequenas obturações não podem ser colocadas no terço apical do canal para uma condensação eficaz, pode ser ultrapassada através de um encaixe meticuloso do cone e de uma maior confiança no sistema hidráulico do cimento.

b) OBTURAÇÃO SECCIONAL QUENTE DE GUTTA-PERCHA[18]

A utilização de pequenos pedaços de guta-percha aquecidos na chamada técnica de obturação seccional é uma das primeiras modificações do método de compactação vertical. Blayney e Lundquist promoveram esta técnica como a "técnica de Chicago".

TÉCNICA

1. Encaixar o obturador no canal cónico preparado, de forma a que fique solto e se estenda até 3-4 mm do comprimento de trabalho.

2. A ponta de guta-percha primária é cortada e colocada 1 mm abaixo do comprimento de trabalho e confirmada radiograficamente
3. Após a remoção, 3 mm da ponta do ponto é excisada de forma limpa com um bisturi e esta pequena peça é então cimentada na extremidade do obturador aquecido.
4. O canal é revestido com selante. A ponta de guta-percha é aquecida passando-a por uma chama de álcool e é depois colocada no local.
5. Sob pressão apical, o obturador é rodado para separar a guta-percha e é completamente embalado no sítio. Nesta altura, é melhor verificar o segmento radiograficamente.
6. De seguida, o resto do canal é preenchido de forma semelhante, compactando pedaços adicionais de guta-percha aquecida até o canal estar preenchido até ao orifício coronal.

Se for planeado um pilar, a compactação pode parar após a segunda peça, deixando 5-6 mm do canal apical preenchido. Outra variação do amolecimento da guta-percha pelo calor consiste em amolecer cada peça em clorofórmio/ halotano num mergulho rápido.

Em vez de adicionar laboriosamente secções de guta-percha, o preenchimento posterior pode ser feito com guta-percha termoplastificada de uma das pistolas deguta-percha.

c) COMPACTAÇÃO LATERAL/VERTICAL DA GUTTA-PERCHA QUENTE

i.) ENDOTEC

Tendo em conta a facilidade e a rapidez da compactação lateral, bem como a densidade superior obtida pela compactação vertical da guta-percha quente, Martin desenvolveu um condensador de calor de guta-percha sem fios, recarregável e a pilhas, denominado "Endotec", que parece reunir as melhores qualidades de ambas as técnicas.

O Endotec está adaptado com uma ponta pequena, que é igual em tamanho a uma lima n.º 30, e uma ponta grande igual a uma lima n.º 45. A ponta pequena, devido à sua flexibilidade, é capaz de se condensar em canais curvos. O calor é controlado termostaticamente por um botão ativador mecânico para amolecer a guta-percha a uma temperatura entre 600'F e 650'F (315°Ce 343°C).

Quando não está a ser utilizada, a peça de mão é colocada numa base de carregamento de bateria. A técnica segue o procedimento de condensação lateral e pode produzir um preenchimento tridimensional superior ao obtido com a condensação lateral a frio habitual .[49]

Princípios a seguir durante a condensação lateral quente com Endotec :[55]

O espalhamento a frio do cone principal e dos 1-2 cones acessórios é essencial antes de qualquer amolecimento térmico. A utilização prematura do Endotec, ou seja, antes da condensação a frio, pode causar a remoção inadvertida dos cones de guta-percha. Deve ser utilizado um selante de secagem lenta, tal como noutras técnicas de obturação a quente.

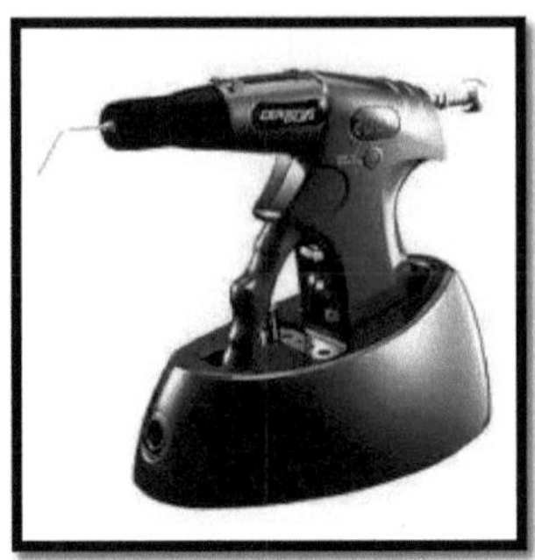

Fig.39. ENDOTEC

Depois de o condensador aquecido ter sido ativado para amolecer a guta-percha, o botão deve ser libertado, permitindo que o condensador arrefeça primeiro antes de ser retirado. Se o botão do ativador de calor não for libertado, a guta-percha pode ser removida quando o condensador for retirado.

A condensação lateral a frio é necessária depois de a guta-percha ter sido suficientemente aquecida. Deve ser utilizado um meio de separação, como o álcool isopropílico, na espátula fria para evitar a adesão da guta-percha à espátula. Assim, é necessária uma técnica que alterne entre o amolecimento térmico e o espalhamento a frio para assegurar a obturação correta com o Endotec.

Embora os críticos do Endotec se tenham centrado no aumento do tempo necessário para a obturação, na quebra e torção do afastador e no peso da punção, o conceito geral tem sido bem apoiado.

PROCEDIMENTO: [13]

Limpeza e modelação completas do canal com desenho cónico contínuo e uma paragem apical definida. Depois de a ponta primária ter sido colocada em todo o comprimento de trabalho, o expansor manual e o obturador Endotec: o expansor também é colocado. Nesta altura, são colocados batentes de silicone para marcar o comprimento do canal. Depois de secar o canal, é aplicada uma quantidade limitada de selante.

O ponto primário é então firmemente posicionado e suavemente adaptado com uma espátula de mão / dedo. Um ou dois pontos adicionais de guta-percha são colocados ao lado dos pontos primários para reduzir a possibilidade de afrouxamento do ponto na retração da ponta do condensador quente.

- Nesta altura, o obturador Endotec é colocado no canal até à profundidade máxima. O botão de ativação é premido e o obturador de aquecimento é removido num movimento no sentido dos ponteiros do relógio.
- O botão de aquecimento é então libertado e o obturador arrefece imediatamente. O obturador é retirado da guta-percha com um movimento no sentido contrário ao dos ponteiros do relógio.
- Esta compactação lateral formou um espaço para a adição de um ponto adicional de guta-percha, após o que o obturador é novamente colocado, aquecido e movido no sentido dos ponteiros do relógio durante 10-15 segundos, arrefecido e retraído no sentido contrário ao dos ponteiros do relógio.
- O mesmo procedimento é repetido - adicionar, espalhar e condensar vários pontos de guta-percha até o canal estar compactamente preenchido. O Endotec também pode ser utilizado para amolecer e remover a guta-percha para pós-preparação ou em caso de retratamento.

Liewehr F. R et al (1993)[9] observaram uma compactação melhorada durante a obturação de um molar mandibular com um canal em forma de C, utilizando o Endotec de uma forma "zap and tap", pré-aquecendo o obturador Endotec durante 4-5 segundos antes da inserção (zap) e movendo depois o instrumento quente para dentro e para fora em movimentos curtos e contínuos (tap) 10-15 vezes. O obturador foi retirado enquanto ainda estava quente, seguido de um "espalhador a frio com inserção de pontos acessórios adicionais".

Uma vantagem significativa da técnica de condensação lateral quente da Endotec é a sua capacidade de amolecer e coalescer vários pontos de guta-percha no canal. Na técnica de condensação lateral tradicional, os pontos de guta-percha são meramente laminados em conjunto, deixando possíveis espaços vazios para potenciais fugas.

Com a técnica de condensação lateral quente Endotec, a guta-percha é fundida e compactada numa massa mais densa e homogénea, criando uma obturação tridimensional do espaço do canal radicular .[56]

ii) TERMOPACTO

1. Um novo dispositivo de aquecimento eficiente para utilização na técnica de condensação de guta-percha quente lateral/vertical foi descrito por Sauveur.
2. O Thermopact (Degussa, França PB) consiste numa unidade que contém um transformador e um circuito controlado eletronicamente para a geração e controlo do calor e uma peça de mão adaptada com espalhadores de diferentes tamanhos e um suporte de calor.
3. A temperatura pode ser selecionada, regulada e mantida a qualquer nível desejado de 40°C a 70°C.
4. Quando aquecidos, os cones de guta-percha podem ser transformados da fase beta (forma sólida) para a fase alfa (forma plastificada) a uma temperatura que varia entre 42°C e 49°C. Quando aquecida de 53°C a 59°C, a guta-percha passa da fase alfa para a fase amorfa com algumas alterações nas propriedades estruturais e físicas.
5. Sob altas temperaturas, perde a sua matriz orgânica e homogeneidade e o que resta é apenas óxido de zinco.

O Thermopact deve, portanto, ser mantido idealmente a 42°C para a condensação lateral quente e a cerca de 60°C para a compactação vertical quente.

d) COMPACTAÇÃO TERMOMECÂNICA DA GUTTA PERCHA

i) Sistema **MicroSeal**

McSpadden introduziu uma técnica automatizada utilizando a condensação térmica da guta-percha em 1978.

Descrição do sistema:[57]

Esta técnica inovadora, conhecida como Condensação Temática, utiliza um condensador MicroSeal calibrado em aço inoxidável (SybronEndo.Orange. Califórnia). O sistema MicroSeal fornece espalhadores de NiTi para dedos e para motores. (Fig. 20) Os espátulas de dedo estão disponíveis com um cone de 0,02 nos tamanhos 20, 25 e 30 e com um cone de 0,04 no tamanho 25. Foram concebidos para serem utilizados com um movimento de rotação contínuo. Os afastadores de motor são montados numa peça de mão de redução 1:16 e utilizados a 300 rpm. A técnica MicroSeal sugere a utilização de um cone principal no comprimento de trabalho. Após a colocação do cone principal no comprimento de trabalho, o expansor compacta o cone de guta-percha no terço apical e, devido à sua elevada flexibilidade, pode atingir a profundidade adequada na maioria das situações clínicas.

O condensador mecânico está disponível em tamanhos codificados por cores e assemelha-se a uma lima Hedstrom com lâminas invertidas (ou seja, o ombro da lâmina está virado para a ponta do instrumento e não para o eixo), pelo que as forças geradas pelo arco do condensador rotativo são dirigidas apicalmente, principalmente na parte coronal do instrumento, e lateralmente ao nível da ponta.

Além disso, por estas razões, pode considerar-se que o condensador actua como um obturador na parte coronal do canal radicular e como um espalhador na região apical. Quando montado e operado numa peça de mão convencional de elevado binário com capacidade de, pelo menos, 7000 rpm, o compactador gera calor de fricção adequado para plastificar, alimentar e compactar a guta-percha no espaço do canal radicular. Uma vez que o compactador é eficaz dentro de 1,5 mm à frente e lateralmente ao eixo dos instrumentos, a extensão apical da obturação pode ser controlada ajustando a profundidade do compactador no canal. Mesmo com um ápice aberto, o controlo cuidadoso da profundidade do condensador pode evitar a extensão excessiva para além dos limites do sistema de canais radiculares. A técnica de condensação térmica é muito rápida e pode obturar os canais em segundos.

Técnica[58]

O canal, cuidadosamente limpo e modelado, é irrigado e seco com pontas absorventes e, em seguida, é revestido finamente com uma quantidade muito pequena de selante.

Seleção do ponto de Gutta-percha:

A ponta do maior instrumento utilizado no terminal apical é medida por um calibre de Boley. Introduz-se uma ponta de guta-percha média fina entre as mandíbulas do medidor até que esta se prenda firmemente.

A ponta de guta-percha é cortada neste diâmetro para que tenha o mesmo tamanho que a extremidade do canal preparado. O cone de guta-percha é medido e depois revestido ligeiramente com selante no seu terço apical.

Após a inserção, liga-se no canal a cerca de 1,5 mm do terminal apical.

Nota: Se o diâmetro da ponta de guta-percha for inferior ao do forame apical, a ponta será empurrada através do ápice quando o compactador for ativado.

SELECÇÃO DO COMPACTADOR:

O compactador inicial deve ser do mesmo tamanho que a maior lima utilizada dentro de 1 a 1,5 mm do terminal apical. Pode ser necessário um segundo compactador, maior, para condensar a porção coronal alargada do canal.

ETAPAS DA COMPACTAÇÃO [10]

Segue-se uma enumeração das etapas da técnica de condensação termomecânica:

O compactador selecionado é inserido no canal ao lado do cone de guta-percha até encontrar resistência. O canal deve ter uma abertura suficiente para permitir a inserção direta do compactador até uma profundidade de aproximadamente 4 mm antes de encontrar resistência. Nesta altura, o compactador deve ficar ligeiramente preso entre o cone e a parede do canal. Se o cone de guta-percha inicial obstruir completamente a parte coronal do canal, impedindo a inserção do compactador a uma profundidade adequada, o cone em excesso será cortado sem ser introduzido no canal quando o motor for ligado. A direção de rotação do compactador deve ser verificada para assegurar a deslocação da guta-percha num vetor apical.

O compactador deve ser ativado a toda a velocidade no início, sem qualquer pressão apical. O calor de fricção irá plastificar a guta-percha e a resistência será minimizada. Após cerca de 1 segundo enquanto roda à velocidade máxima, o compactador é levado num movimento de um terço apicalmente até um nível que não exceda a profundidade pré-determinada do canal preparado. A experiência mais importante é a sensação de que o instrumento está a recuar. Esta sensação indica normalmente que o canal está completamente preenchido.

Enquanto roda a toda a velocidade, o compactador é retirado gradualmente. Se o compactador for retirado mais rapidamente do que a guta-percha está a ser introduzida no sistema de canais, podem surgir espaços vazios no corpo da massa de guta-percha. A permanência demasiado longa no canal pode causar a formação de cavitações de ar (evidenciada por um aspeto de "pipocas" da guta-percha na radiografia).

É necessário um segundo compactador, maior, para condensar a porção coronal alargada do canal. Para que o compactador funcione eficazmente, tem de estar em contacto com a guta-percha e as paredes do canal. À medida que o compactador é retirado do orifício, é movido de um lado para o outro contra as paredes do funil para permitir que a guta-percha se alimente mais suavemente.

Quando se procede à obturação de canais curvos, é importante limpar e moldar o canal até à dimensão mais larga possível. A compactação é feita introduzindo a guta-percha e o compactador até à profundidade da curvatura e activando o compactador para plastificar a guta-percha. O compactador é retirado enquanto o motor está a rodar, a rotação pára e o material amolecido é imediatamente embalado duas vezes apicalmente. Na maioria dos casos, o material de enchimento desloca-se até à extensão do canal preparado. Se necessário, o motor é rodado novamente e o compactador é bombeado 2-4 vezes apicalmente enquanto roda à velocidade máxima.

ORIENTAÇÕES

- O compactador deve aproximar-se do tamanho do canal e estar em contacto com a guta-percha e a parede do canal para funcionar eficazmente.
- O compactador deve ser inserido no canal ao lado do cone de guta-percha até uma profundidade de, pelo menos, 4 mm antes de encontrar resistência, e
- Tem de rodar a toda a velocidade para plastisar corretamente a guta-percha.
- Nunca forçar o compactador para além do comprimento de trabalho apical.
- Nunca resistir a um corte excessivo do compactador.
- Tentar ficar no canal menos de 10 segundos.

VANTAGENS

1. O procedimento é rápido e a maioria dos canais pode ser obturada termomecanicamente em segundos.
2. A técnica pode ser utilizada para re-condensar canais inadequadamente preenchidos sem a necessidade de remover a guta-percha antiga.

3. Ocasionalmente, pode ajudar na remoção de um instrumento partido que não esteja muito ligado. (A guta-percha compactada apicalmente ao instrumento tende a deslocar os fragmentos partidos oclusalmente).
4. Pode obturar eficazmente canais com um grande defeito de reabsorção interna.
5. Existe uma vantagem económica no número reduzido de cones de guta-percha necessários para preencher um canal tridimensionalmente.

Dificuldades comuns: [10]

McSpadden sugeriu várias causas e soluções para alguns dos problemas encontrados por esta técnica:

Problema	Causa	Solução
1) Fratura do compactador	Velocidade insuficiente da peça de mão, pressão vertical excessiva, curvatura aguda do canal.	Aumentar a pressão de ar, trocar a peça de mão, inserção lenta do compactador com menos pressão vertical, utilizar modificação para canal curvo
2) Aspeto de "pipocas" da guta-percha na radiografia	Cavitações de ar devido a uma permanência demasiado longa no canal.	Tentar ficar no canal menos de 10 segundos.
3) Linhas radiolúcidas diagonais através da guta-percha na radiografia.	Torção da guta-percha devido à utilização de um compactador demasiado pequeno.	Utilize um compactador maior na parte coronal do canal.
4) A guta-percha a bater à volta do compactador e a não entrar no canal.	Contacto inadequado da guta-percha contra o compactador.	Utilizar um compactador maior

5) Guta-percha não plastificada até ao final do canal.	Trem de inserção do compactador com profundidade pré-determinada	Utilizar a fórmula para a profundidade de inserção
6) Ponta de guta-percha não plastificada forçada através do terminal apical.	A ponta da guta-percha é mais pequena do que o forame apical.	Cortar a ponta da guta-percha para obter um diâmetro superior ao do forame apical.
7) Extrusão de guta-percha através do forame apical.	A profundidade forçada do compactador excede o nível de condensação desejado	Consulte as linhas calibradas ou utilize batentes de borracha para evitar a inserção a uma profundidade excessiva.

O compactador **McSpadden** original caiu em desgraça, devido à fragilidade e fratura do instrumento, bem como ao enchimento excessivo devido à dificuldade em dominar a técnica. A fraca secção transversal da conceção do tipo Reverse Hedstrom levou à produção de:

O condensador **Maillefer** Gutta, que pode ser descrito como uma lima do tipo "S" invertida e o obturador de motor **Zipperer**, que é uma lima do tipo "K" invertida. **McSpaddsn** modificou a sua patente original e lançou um modelo mais recente, mais suave e de velocidade mais lenta, chamado NT-Condenser [NT Co. (EUA)].

É agora fornecido como um instrumento manual acionado por motor e é feito de níquel-titânio para maior flexibilidade.

O Condensador NT é utilizado em conjunto com guta-percha alfa-fase amaciada pelo calor, bem como com pontos de guta-percha normais. O selante tem de ser sempre utilizado. McSpadden recomenda a colocação de um "cone primário seguido de um cone condensador de tamanho adequado que chegue perto do comprimento de trabalho, que foi revestido com a guta-percha amaciada pelo calor.

Para formar um cone mais firme, o condensador é rodado no canal a 1000 a 4000 rpm, o que faz com que a guta-percha seja lançada lateral e verticalmente[59] . A velocidade é controlada por uma peça de mão NT-Matic acionada eletricamente. Uma vez que os Condensadores NT são feitos de Ni-Ti, podem ser utilizados nos canais curvos devido à sua flexibilidade.

McSpadden também desenvolveu uma técnica para preencher casos de ápice aberto, depositando inicialmente um bolus de guta-percha de baixo calor no ápice com um Condensador NT grande. Deixa-se arrefecer e endurecer para formar um tampão apical, contra o qual o restante canal é obturado com pontas de guta-percha e guta-percha adicional amolecida pelo calor.

A técnica de compactação térmica não exerce uma força lateral excessiva contra as paredes do canal radicular, em comparação com o método de condensação vertical quente. No entanto, como o compactador roda 360° a toda a velocidade, o instrumento pode ser suscetível a falhas por fadiga, particularmente em canais dilacerados/curvos.

O uso indiscriminado pode fazer com que as flautas afiadas do compactador, que giram a 10.000 a 12.000 rpm, arranhem e cortem as paredes dentinárias dos canais, com um forte potencial de perfuração e fratura de canais pequenos/curvos. No entanto, em casos selecionados, o condensador térmico automatizado pode revelar-se um método útil e rápido para a obturação do sistema de canais radiculares.

ii) **J.S.**QUICKFILL [12]

Uma outra inovação que utiliza o princípio termomecânico para compactar a guta-percha no canal radicular foi introduzida pela J.S. Quickfill Dental Mfg, Inc. (Suécia e EUA). Este sistema consiste em dispositivos com núcleo de titânio, semelhantes a brocas endodônticas do tipo trinco, revestidos com guta-percha de fase alfa. O Quick-Fill foi concebido para ser utilizado numa peça de mão padrão, de baixa velocidade, com uma velocidade de 3.000-6.000 rpm.

As paredes do canal são ligeiramente revestidas com selante e o dispositivo Quick-Fill é inserido no canal. A peça de mão é engatada e retirada lentamente à medida que o calor de fricção amolece a guta-percha e faz com que esta flua para o espaço que o suporte ocupava. A guta-percha é compactada no local pelo desenho do núcleo Quick-Fill.

Após a compactação, restam duas opções: ou o compactador pode ser removido enquanto está a girar e a compactação final pode ser concluída com um plugger manual ou o núcleo sólido de titânio pode ser deixado no local e separado na cavidade coronal com uma broca cónica invertida.

Até à data, não existe qualquer investigação sobre a eficácia ou segurança do J.S' Quick-Fill.

iii) PLASTICIZAÇÃO **ULTRASSÓNICA**

A técnica de plastificação da guta percha no canal com um instrumento ultrassónico foi sugerida pela primeira vez por Moreno, do México. O aumento de calor é muito pequeno, ou seja, 6,35° C em 6,3 segundos com o cavitron PR 30. Por isso, o calor gerado pelo Cavitron não seria prejudicial[38] . A guta-percha termoplastificada permite uma penetração mais profunda e mais eficiente dos expansores e obturadores e uma melhor compactação lateral e vertical da massa de guta-percha.

Na Universidade de IOWA, um grupo de estudo utilizou uma unidade ultra-sónica ENAC com uma espátula acoplada e verificou que a espátula penetrava mais facilmente na massa de guta-percha do que a espátula de dedo e que, no final, a espátula energizada conduzia a uma compactação mais homogénea da guta-percha com menos tensão e menos microinfiltração apical.[16]

Num estudo de fugas de iodo uirsinz - 131 para comparar o método de compactação por ultra-sons com a condensação lateral regular. Moreno relatou uma fuga média para a condensação lateral regular de 2 mm contra uma fuga média de 0,6 mm para a compactação por ultra-sons .[9]

GUTA-PERCHA TERMOPLASTIFICADA

a) GUTTA-PERCHA TERMOPLASTICIZADA INJECTÁVEL (ITGP)

O conceito de ITGP surgiu após a demonstração de que a guta-percha em estado aquecido, quando forçada mecanicamente sob pressão, preencheria dimensionalmente o sistema de canais radiculares de forma mais eficiente e rápida do que a condensação vertical lateral.

Em 1977, **Yee** introduziu a obturação do sistema de canais radiculares utilizando "guta-percha" termoplastificada fundida em conjunto com seringas de pressão.[61] Estudos subsequentes apoiaram a utilização da técnica termoplastificada e a sua capacidade de alcançar o seguinte:

- Uma réplica pormenorizada dos meandros do sistema de canais radiculares.

- Um selo igual, se não superior, ao produzido por outros métodos convencionais.
- Obturação do canal radicular de qualidade num período significativamente curto.

Como resultado destes estudos, foram desenvolvidos 2 tipos de sistemas de administração para utilização clínica:

I. O sistema de obturação
II. O sistema ultrafil
III. A nova técnica trifecta e o kit trifecta

- **O SISTEMA DE OBTURAÇÃO**

Este sistema, originalmente desenvolvido pela Unitek Corporation e atualmente concebido e comercializado como o Sistema Obtura II (Texceed Corporation, CA), é um sistema de aplicação a alta temperatura (160°C) no qual a guta-percha fundida é injectada através de pontas aplicadoras de agulha de prata descartáveis, de tamanho variável. O tamanho da agulha foi reduzido para 20 gauge (igual ao tamanho # 60 F) ou 23 gauge (igual ao tamanho # 40 F). A guta-percha termoplastificada é extrudida através da ponta da agulha a uma temperatura de 55°C a 60°C.

Todo o sistema é composto por uma unidade de controlo elétrico com temperatura de leitura digital, uma seringa tipo pistola e bastões de guta-percha especialmente concebidos (é utilizada guta-percha de fase beta normal)

Foram introduzidas melhorias no Obtura II em relação ao Obtura de primeira geração para permitir um melhor controlo e um fluxo mais suave da guta-percha e uma limpeza mais fácil.

MÉTODOS DE UTILIZAÇÃO:

Gutmann recomenda um canal em forma de funil continuamente afunilado desde a matriz apical até ao orifício do canal[15] . Ele enfatiza a importância de moldar corretamente a área de transição do 3º apical para o 3º médio, particularmente em canais curvos.

Embora inicialmente se esperasse que a "pistola de guta-percha" pudesse ser utilizada para obturar totalmente o canal, rapidamente se tornou evidente que era necessário selar e compactar mais. O selante desempenha a sua função habitual de preencher a interface microscópica entre a dentina e a guta-percha, para além de atuar como lubrificante.

A compactação torna-se necessária para fechar espaços e lacunas, forçando a guta-percha lateral e verticalmente[62] . Também compensa o encolhimento à medida que a guta-percha arrefece. A agulha de ejeção e as obturações devem ser testadas quanto ao seu tamanho no canal radicular. Ambas devem alcançar entre 3,5 mm e 5 mm do terminal apical e encaixar livremente nesse ponto. Colocam-se batentes de silicone nos obturadores com o diâmetro adequado para assegurar que estes irão mover a guta-percha amolecida e não apenas perfurá-la.
No canal seco, são colocadas 1-2 gotas de selante na profundidade pré-escolhida, antes do ápice. O excesso de selante provoca a formação de poças. Segue-se a colocação da agulha de obturação e é efectuado um depósito de guta-percha. O canal pode ser totalmente lavrado à medida que a agulha é retirada ou pode ser feito um pequeno depósito e compactado com a intenção de encher o canal segmentarmente. Note-se que a guta-percha tem de ser injectada passivamente no canal radicular, evitando a pressão apical sobre a agulha e mantendo espaço suficiente à volta da agulha para evitar o aprisionamento de ar.

Uma vez colocado o depósito, o obturador pré-medido é rapidamente utilizado para deslocar a guta-percha apicalmente e lateralmente. Uma gota de selante na ponta do obturador evitará a sua aderência à guta-percha. Se a obturação for curta, a guta-percha, se já estiver firme, pode ser aquecida com um instrumento quente e depois compactada. Ou o bolus pode ser completamente removido e o canal novamente preenchido.

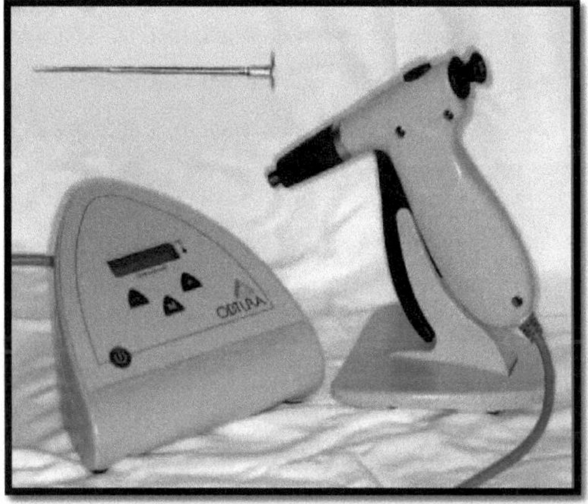

Fig.39. Sistema de obturação

VANTAGENS: [12]

- A adaptação da guta-percha amolecida às paredes do canal demonstrou ser significativamente melhor do que a compactação lateral.
- Melhor remoção da camada de smear layer. A obturação dos canais com o sistema injetável resulta no movimento da guta-percha e do selante para os túbulos dentinários. A avaliação inicial do sucesso clínico com esta técnica também se revelou favorável.
- A utilização da guta-percha termoplastificada injectada é especialmente vantajosa em condições como irregularidades do canal, barbatanas, membrana, canais acessórios e laterais, reabsorção interna ou canais em forma de C.

DESVANTAGENS: [21]

- A utilização eficaz desta técnica requer domínio e treino. A aplicação desta técnica, em dentes extraídos ou modelos, é essencial antes da utilização em pacientes.
- Para além do potencial de extrusão da guta-percha e do selante para além do forame apical, a possibilidade de danos térmicos no periodonto foi identificada como uma possível desvantagem desta técnica.

ii) O SISTEMA ULTRAFIL

Devido às críticas à utilização de guta-percha a alta temperatura, foi desenvolvida uma guta-percha termoplastificada a baixa temperatura (70° C), juntamente com um sistema de aplicação ligeiramente diferente (Ultrafil, Hygienic, Akron, Ohio, EUA).

O sistema Ultrafil é um sistema de aquecimento a baixa temperatura (70°C), no qual os cânulos que contêm guta-percha são aquecidos e colocados numa seringa antes da aplicação. O sistema contém uma seringa de injeção esterilizável, três tipos diferentes de cânulas de guta-percha descartáveis com agulhas acopladas e uma câmara de aquecimento portátil com uma temperatura predefinida. Em vez de utilizar a tradicional guta-percha de fase beta, este novo método depende da guta-percha de fase alfa patenteada, fornecida em cânulas descartáveis com agulhas de calibre 22.

Dependendo da consistência desejada, o médico pode escolher um dos três tipos de guta-percha. O "Regular Set" original em cânula branca, no qual a guta-percha não necessita de condensação devido à sua baixa viscosidade. Neste caso, o Ultrafil serviria tanto como sistema de distribuição como de enchimento. Com o "firm set", numa cânula azul, a condensação é opcional e com a guta-percha "Endoset" (cânula verde), a condensação é necessária. A temperatura da (ITGI) à medida que é extrudida através da ponta da agulha varia entre 38°C e 44°C . [47]

MODO DE UTILIZAÇÃO: [12]

Michanowicz salienta a necessidade de preparar corretamente um canal continuamente cónico que seja suficientemente grande, 8 a 10 mm do ápice, para receber uma agulha de calibre 22, aproximadamente do tamanho de uma lima # 50. É também imperativo desenvolver uma paragem apical perfeita. Se o ápice estiver aberto, o Ultrafil irá extrudir para o tecido mole. Por isso, o forame apical deve ser bloqueado propositadamente com lascas de dentina.

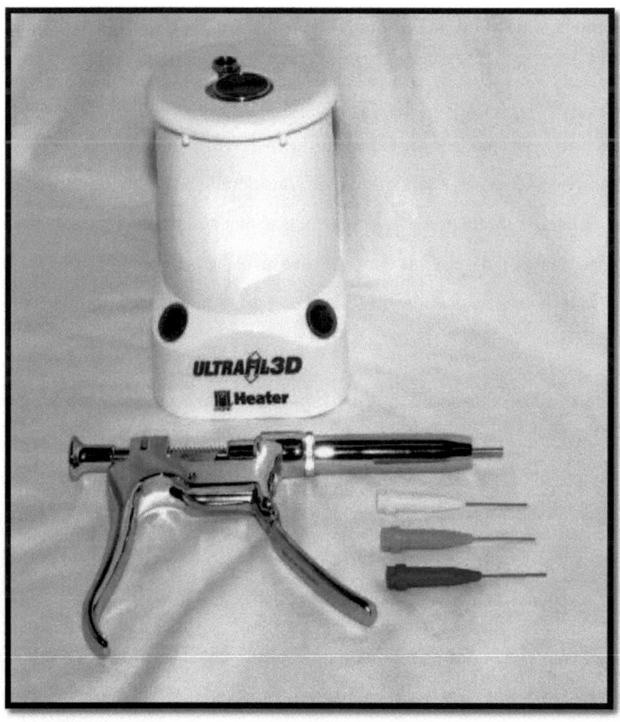

Fig.40.SISTEMA ULTRAFIL

As cânulas devem ser colocadas no aquecedor pelo menos 15 minutos antes da utilização e devem ser eliminadas após 4 horas de aquecimento . [49]

Depois de o canal estar seco, é ligeiramente revestido com selante e a agulha da cânula é colocada no canal. Deve encaixar bem, sem prender, a 8-10 mm do ápice. O tempo de trabalho é de 60-70 segundos. O gatilho da seringa é premido e, após uma espera de 3 segundos, é novamente premido e libertado. Isto envia um bolus de guta-percha em direção ao ápice. A agulha não é retirada, mas deixada no local até se sentir uma "elevação", uma vez que o material flui para o ápex e o refluxo tende a deslocar a agulha. A injeção é então continuada, não forçando o depósito mas permitindo que a guta-percha desloque a agulha do canal.

A guta-percha Ultrafil (White Cannule) de presa normal não pode ser compactada devido à sua consistência macia/baixa viscosidade. Os obturadores apenas perfuram o material sem o deslocar. Atinge uma presa completa após 30 minutos. Devido à baixa viscosidade, a extrusão do material é uma grande preocupação. Como não pode ser compactado, deve ser considerada a possibilidade de retração, que não pode ser compensada por uma maior quantidade de selante. A segunda técnica descrita por **Michanovvicz** envolve a utilização de uma ponta de guta percha mestre bem posicionada em todo o comprimento de trabalho para bloquear o forame apical.

Este ponto é então afastado com uma espátula fria para dar espaço à agulha da cânula Ultrafil, que é introduzida o mais profundamente possível no canal. Mais uma vez, são efectuados dois depósitos - apertar/libertar e, após 3 segundos, apertar/liberar novamente. Deixa-se que o material assente um pouco com a agulha no local e, em seguida, preenche-se o resto do canal, permitindo que a agulha seja gradualmente deslocada pelo depósito.

Podem ser empregues outros métodos mais tradicionais de obturação utilizando a guta-percha Ultrafil. O Endoset (cânula verde), a guta-percha de alta viscosidade que tem um fluxo menor, pode ser compactado com pluggers ou spreaders, pelo que pode ser utilizada a compactação vertical ou lateral.

Antes da obturação, os tamanhos incrementais das obturações são pré-ajustados ao canal e os batentes são ajustados ao comprimento da penetração. Depois de as paredes do canal serem revestidas com selante, são injectadas duas compressões do Endoset de corpo pesado no canal a 8 a 10 mm do ápice. É imediatamente compactado apical e lateralmente com o obturador adaptado, que deve ser mergulhado em álcool para evitar a sua aderência à guta-percha pegajosa. Quando a colocação perfeita do segmento inicial é confirmada por radiografia, o resto do canal é preenchido segmentarmente com Endoset, sendo cada segmento compactado com obturadores cada vez maiores.

Este é essencialmente o método de compactação vertical da guta-percha quente, e tem uma vantagem sobre o Ultrafil menos viscoso de compactação da guta-percha quente, negando assim em parte a sua tendência para encolher durante o arrefecimento. O Endoset endurece completamente em 2 minutos. Devido às caraterísticas de fluxo do conjunto Endofil-Regular de corpo leve (cânula branca) ou Firm Set (cânula azul que endurece em 4 minutos), o instrumento partido pode ser contornado se estiver solto no canal ou os defeitos de reabsorção internos podem ser preenchidos.

III. A NOVA TÉCNICA TRIFECTA E OS KITS TRIFECTA [63]

Para melhorar ainda mais a versatilidade e a adaptabilidade do Sistema Ultrafil a vários métodos de obturação, a Hygienic Corporation acrescentou uma nova seringa de guta percha SuccessFil contendo 1 ml de guta percha de alta viscosidade e um conjunto de núcleos de titânio e de plástico SuccessFil ao Kit Ultrafil, tendo sido criados novos nomes: Nova Técnica Trifecta e Kit Trifecta. Os núcleos de titânio e de plástico estão disponíveis nos tamanhos 20-40 (titânio) e -

tamanho 25-80 (plástico). Os núcleos são preparados para utilização revestindo-os cuidadosamente com a guta-percha de alta viscosidade da seringa successFil, que foi aquecida num aquecedor especial a uma temperatura mínima durante 15 minutos. Os núcleos pré-revestidos são armazenados numa área fresca até serem necessários. São esterilizados em hipoclorito de sódio a 5,25 % e enxaguados em álcool antes de serem utilizados.

Embora o kit contenha núcleos de titânio e de plástico para proporcionar uma técnica de obturação, combinando a guta-percha Ultrafil injetável com o fornecimento de núcleo sólido de guta-percha SuccessFil para obter "controlo apical completo e colocação exacta da guta-percha - para a prevenção de preenchimentos excessivos ou insuficientes, os fabricantes enfatizam a remoção do núcleo, deixando para trás apenas a guta-percha e o selante no canal como obturação do canal radicular. No entanto, para obter uma obturação tridimensionalmente densa e bem compactada, é muito importante injetar guta-percha Ultrafil FirmSet ou EndoSet adicional e condensar com um obturador ou espalhador para evitar os vazios criados pela remoção do núcleo sólido.

Independentemente da técnica, os sistemas de ITGP não são panaceias e não substituem os problemas experimentados com os métodos convencionais de obturação. Os seguintes princípios devem ser considerados e rigorosamente respeitados aquando da utilização de qualquer uma das técnicas de ITGP acima mencionadas:

- A preparação do canal é muito importante. Sem uma preparação do tipo funil continuamente afunilada, particularmente com uma transição suave do 3º apical para o 3º médio, a guta-percha fundida não fluirá; nem poderá ser condensada na sua extensão apical. A necessidade de alargar excessivamente o canal tem sido um grave equívoco. Deve ser criado um batente apical verificável ou uma matriz de dentina apical de modo a evitar preenchimentos excessivos e sobreextensão.

- O tamanho e a colocação corretos dos obturadores são essenciais para controlar o movimento e a condensação da guta-percha, especialmente no terço apical do canal. Todos os obturadores devem ser pré-ajustados para assegurar a profundidade da colocação e a folga do ajuste. Devem encaixar no meio do canal preparado e não devem entrar em contacto com as paredes de dentina. Cada obturador deve ser limpo com álcool para evitar puxar o núcleo de guta percha para fora do canal.

- Um selante de hidróxido de cálcio de secagem lenta, como o Sealapex, deve ser utilizado com qualquer um dos sistemas. O selante não só melhora o selamento como também ajuda no fluxo da guta-percha. Recomenda-se a utilização de quantidades mínimas (1-2 gotas), sendo o selante colocado à mesma profundidade que o obturador pré-montado.

A colocação da ponta do aplicador não é crítica, desde que o canal preparado tenha o fluxo necessário para permitir o livre movimento da guta-percha em direção ao ápice durante a condensação. No entanto, a ponta do aplicador deve ser colocada o mais próximo possível da sede sem se prender às paredes do canal.

- A guta-percha tem de ser aquecida corretamente antes de ser injectada no canal com qualquer um dos sistemas. A guta-percha tem de sair do sistema num fio fino, semelhante a um cabelo, que se estende por 6 a 8 polegadas a partir da ponta da agulha. A guta-percha no Obtura II tem de ser aquecida a 1600 C antes de fluir, enquanto que os cânulos contendo guta-percha do UltraFil têm de ser aquecidos durante um mínimo de 15 minutos numa câmara de aquecimento a 90°C. Em qualquer uma das técnicas, defende-se que a injeção da guta-percha alojada na própria agulha aplicadora deve ocorrer antes da injeção direta no canal. Este passo evita que a guta-percha potencialmente mais fria entre diretamente no canal.
- Com qualquer um dos sistemas, a injeção da guta-percha deve ser passiva, sem que a agulha fique encravada. A pressão é colocada apenas no gatilho da seringa e deve ser sentida uma sensação tátil da guta-percha a empurrar a ponta do aplicador para fora do canal, especialmente com o Ultrafil Endoset e o Obtura II .

- O método segmentar de Obturação deve ser utilizado em vez de uma técnica de enchimento completo para um melhor controlo e condensação com menos hipóteses de vazios.
- Para aplicar e condensar corretamente a guta-percha amolecida, o médico deve estar completamente familiarizado com a mecânica de cada unidade. A prática preliminar de obturações ajudará a familiarizar o operador com cada sistema e a desenvolver as sensações tácteis necessárias para uma utilização eficaz.

b) INSERÇÃO DE CARREGADOR DE NÚCLEO SÓLIDO

i) OBTURADORES **ENDODONTICOS THERMAFIL**

A colocação de guta percha termoplastificada de fase α numa lima endodôntica de aço inoxidável foi descrita pela primeira vez por Johnson em 1978. Dez anos mais tarde, foram introduzidos comercialmente como obturadores endodônticos Thermafil (Tulsa Dental Products, Tulsa, Reino Unido), que são suportes de metal central flexível (aço inoxidável, titânio) ou de plástico que foram revestidos uniformemente com uma camada de guta percha de fase alfa reforçada e testada que se estende para além do comprimento do suporte 1 a 2 mm [65]

Os suportes de plástico são compostos por 2 tipos de materiais. Os tamanhos n.º 45 a n.º 140 são feitos de um tipo de polímero de polissulfona e os tamanhos n.º 20 a n.º 40 são feitos de plástico de cristais líquidos. Recomenda-se que os 3 tipos de núcleo do obturador sejam aquecidos num forno especial, o forno ThermaPrep, de 3 a 7 minutos, dependendo do tamanho do suporte.

A guta-percha de fase alfa, uma vez aquecida, apresenta um fenómeno de humedecimento acentuado e torna-se extremamente pegajosa e adesiva. Depois de o suporte de guta-percha ter sido aquecido o suficiente para termoplastificar a guta-percha, o obturador é inserido no canal preparado que foi revestido com o selante. O eixo do suporte que sobressai acima do orifício do canal é cortado com uma broca ou calor, deixando a maior parte do suporte com guta-percha como obturação permanente .[64]

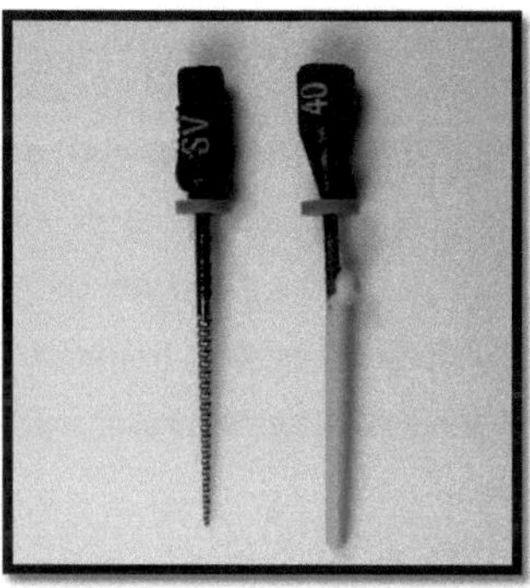

Fig.41. Suporte Thermafil e verificador de tamanho

MODO DE UTILIZAÇÃO:

É necessário limpar e moldar com uma preparação de funil continuamente afunilada.

Depois de o canal estar seco, é aplicada uma camada muito apertada de selante em todas as paredes. Este proporciona lubrificação para a massa termoplastificada à medida que avança apicalmente pelo canal durante a inserção e também proporciona uma micro-interface adesiva entre a guta-percha e a parede dentinária. Johnson prefere o Thermaseal Resin Sealer. AH-26, Sealapex ou cimentos ZOE. Ele evita o CRCS e o Tubliseal porque endurecem demasiado depressa quando aquecidos . [64]

Imediatamente após a aplicação do selante, o obturador quente é removido do forno ThermaPrep e transportado lentamente até ao comprimento total de trabalho no canal. Anteriormente, o batente de borracha incorporado no eixo calibrado foi colocado na posição de comprimento correto. O obturador tem de ser inserido durante 8-10 segundos após a remoção do forno ou da chama. As inserções são normalmente efectuadas num período de transferência de 6-7 segundos. A gutapercha torna-se progressivamente mais dura / firme durante um período de 2 a 4 minutos.

Uma vez assegurado radiograficamente que o obturador preencheu totalmente o canal, a haste é cortada 2 mm acima do orifício coronal. Devido à facilidade de os cortar, recomenda-se a utilização de suportes de plástico se for necessário colocar um pilar. O dispositivo mais recente para derreter a guta-percha e o suporte de plástico é o não-cortante. Prepost Preparation Instrument (Prepi) que é utilizado numa peça de mão do tipo trinco. O calor de fricção gerado por esta bola de metal sem lâmina derrete o material

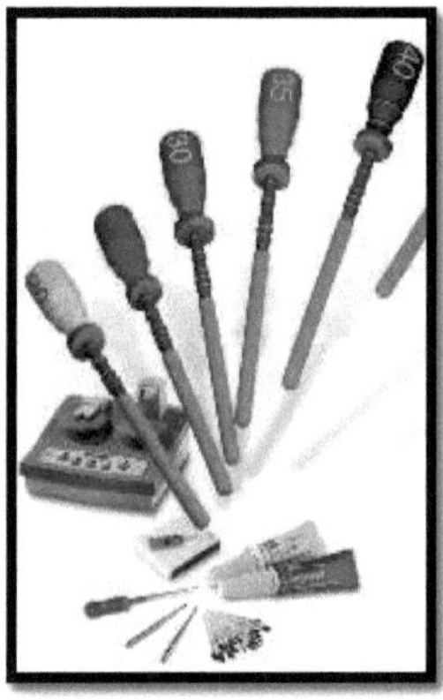

Fig.42. Sistema Thermafil

Os obturadores Thermafil podem ser curvados para se adaptarem a canais curvos. Também podem ser utilizados para preencher cavidades internas reabsortivas, bem como ápices abertos. Em dentes com vários canais, pode ser colocado um pequeno pedaço de algodão "húmido e seco" nos canais a serem obturados para evitar que a guta-percha bloqueie os orifícios. Isto também evitará que limalhas de metal caiam nestes canais quando a haste é cortada. Outra opção é remover o 1/3 superior de guta-percha em todos os obturadores, exceto o último, com a ajuda de um alicate de algodão esterilizado, pinças ou lâmina de bisturi. Isto reduzirá a acumulação excessiva nos orifícios.

Os pontos seguintes são os pontos-chave que devem ser considerados por qualquer clínico antes da obturação com qualquer obturador Thermafil de plástico ou metal.

- Tal como acontece com todas as técnicas de obturação, a limpeza e a moldagem são fundamentais. Devido ao desconhecimento da capacidade de selagem a longo prazo do Thermafil, deve ser dada especial atenção a este aspeto, bem como à colocação de uma restauração coronal sem fugas após a obturação.

- É necessário ter cuidado para garantir o aquecimento correto do suporte no forno ThermaPrep. Um aquecimento insuficiente levará à remoção da guta-percha do suporte aquando da inserção. O sobreaquecimento e a queima da guta-percha também devem ser evitados.
- O obturador Thermafil aquecido deve ser inserido até ao comprimento de trabalho com pressão apical e sem rotação. A rotação do suporte, especialmente do suporte metálico, pode causar o encravamento ou o aparafusamento da guta-percha do suporte.

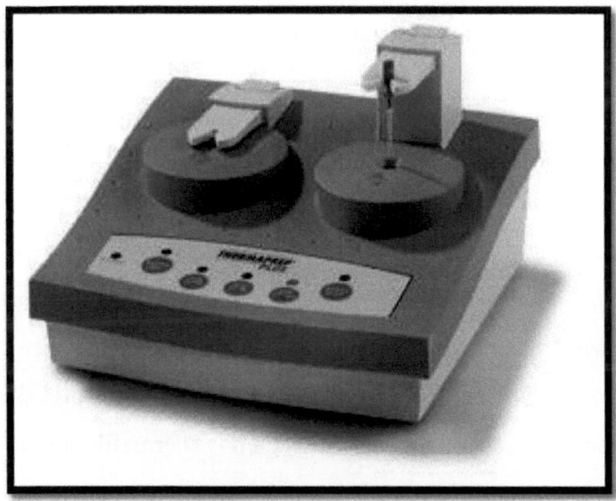

Fig.43. UNIDADE THERMAFIL

- O obturador Thermafil, uma vez assente, deve ser cortado de modo a que 1 a 2 mm sobressaiam acima do orifício do canal. Isto permite uma remoção mais fácil, no caso de ser necessário retirar o obturador.
- O Obturador Thermafil não deve ser utilizado como um pilar. Devido ao seu desenho e à sua falta de resistência, deve ser utilizado apenas como um suporte para a correta aplicação e condensação da guta-percha termoplastificada. Se se pretender utilizar um pilar, o médico deve seguir os métodos convencionais de remoção de pilares para a remoção do obturador .[66]
- O médico deve considerar o obturador de plástico Thermafil em vez dos obturadores de metal em doentes com potencial alérgico ao níquel ou a outros componentes do aço inoxidável. No entanto, a bio-compatibilidade dos suportes de plástico ainda não foi determinada.[67]

VANTAGENS

A técnica é rápida e fácil de dominar e produz um resultado radiográfico aceitável, desde que se tenha cuidado na preparação do canal e na execução da técnica . [64]

Devido ao facto de o sistema Thermafil ser fortemente comercializado como uma forma simples, rápida e eficaz de preencher tridimensionalmente os canais: os profissionais são rapidamente atraídos para o que podem acreditar ser uma panaceia. Infelizmente, muitas vezes perdem de vista o princípio básico de que, sem uma limpeza e modelação adequadas do canal, nenhuma técnica de obturação garantirá o sucesso. De uma perspetiva contemporânea, a maioria dos insucessos de dentes tratados endodonticamente com Thermafil foram atribuídos principalmente a um desbridamento e modelação inadequados do canal, bem como a uma manipulação e colocação inadequadas do Mermaid, em vez da própria técnica Thermafil . [31]

II) ALPHA SEAL [57]

O Alpha seal (The cutting edge, Chattanooga, TN) é uma das mais recentes adições aos métodos de obturação. Semelhante em conceito ao Thermafil, este sistema utiliza limas K como suportes para a guta-percha Alpha Seal (fase alfa) mas, em contraste, o médico faz o "revestimento" do suporte. A justificação para utilizar a lima apical principal ou um suporte de titânio de tamanho semelhante é a presunção de que este instrumento é mais eficaz na resistência ao deslizamento e deslocamento da guta-percha do que os suportes pré-revestidos, como o thermafil. Nesta técnica, uma lima apical mestre estéril é inserida na seringa Alpha Seal que contém a guta-percha aquecida. Após a remoção, a parte de trabalho do instrumento fica revestida com a guta-percha e a lima de suporte é inserida posteriormente no canal da mesma forma que o Thermafil.

Tal como acontece com outras técnicas de guta-percha quente, deve ser utilizado um selante de hidróxido de cálcio de presa lenta em conjunto com o suporte.

As principais vantagens deste método em relação ao Thermafil são a possibilidade de experimentar o suporte antes da oturação e de efetuar a pré-cura do suporte antes do revestimento. Devido à novidade do sistema, não existem dados científicos publicados relativamente à sua eficácia.

iii) SISTEMA DE SUCESSO [12]

O SuccessFil (Hygienic Corporation, Akron, OH) é quase idêntico em conceito ao Alpha seal. No entanto, uma das principais diferenças é o facto de o SuccessFil utilizar os seus próprios núcleos de titânio ou de plástico radiopaco que foram dimensionados de acordo com as normas ISO. Estes são inseridos até à profundidade medida na guta-percha na seringa fornecida e, em seguida, são extrudidos forçando o êmbolo. A retirada rápida cria uma forma cónica para o revestimento de guta-percha. A retirada mais lenta cria uma forma cilíndrica.

Uma diferença secundária, talvez insignificante, surge na forma como cada empresa processa a sua guta-percha para uma fase α. Com o vedante Alpha, o peso molecular é reduzido por fracionamento térmico para formar um material mais pegajoso e mais fluido. No entanto, com o Successfil, o peso molecular é reduzido através de uma moagem excessiva.

Tal como acontece com os métodos Thermafil e Alpha seal, é fornecido um aquecedor especial para garantir o aquecimento correto da guta-percha. As seringas SuccessFil contêm guta-percha de alta viscosidade que endurece em 2 minutos.

MÉTODOS DE UTILIZAÇÃO:

Um núcleo Successfil, com o mesmo número que a última lima apical, é selecionado e testado quanto ao tamanho no canal. Deve ir até ao comprimento total sem prender. É retirado e posto de lado enquanto o canal seco é ligeiramente tratado com um selante. O portador é então revestido com guta-percha e é imediatamente inserido até à profundidade total sem torcer, com um obturador vertical mergulhado em álcool. A guta-percha é melhor compactada à volta do suporte e, após confirmação radiográfica, o núcleo é separado segurando a pega e cortando o eixo do núcleo 2 mm acima do orifício.

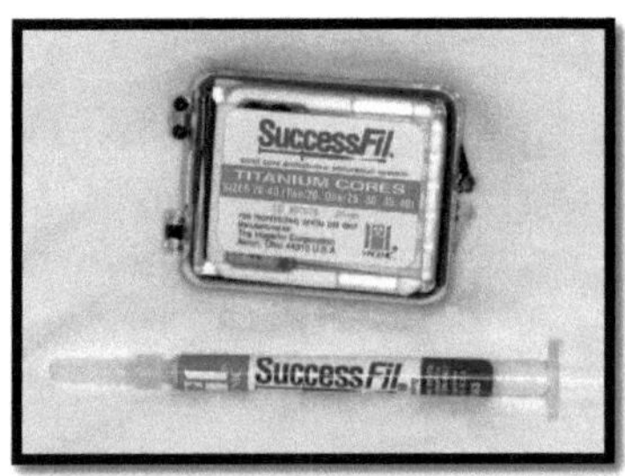

Fig.44. Sistema bem sucedido

TERCEIRA OBTURAÇÃO APICAL

a) Preenchimento apical de lascas de dentina

Na procura constante de materiais biocompatíveis e como resultado do desejo de manter os produtos irritantes longe do contacto apical, os clínicos começaram a interessar-se pela obturação de lascas de dentina.

Muito provavelmente, algumas das chamadas "curas milagrosas" ocorrem particularmente em casos de canais preparados mas não preenchidos, porque o forame apical foi efetivamente obturado por lascas de dentina da preparação.

Essencialmente, a técnica consiste em preencher pelo menos os 1 mm apicais do ápice da raiz com lascas de dentina para bloquear o forame. Outros materiais, normalmente guta-percha com um selante, são depois compactados contra esta barreira ou "selagem biológica" [9]

As lascas de dentina só são produzidas depois de o canal ter sido corretamente desbridado e modelado, higienizado e seco. É utilizada uma lima Hedstrom ou uma broca Gates Glidden para produzir pó de dentina a partir dos 2/3 apicais do canal. Pode ser utilizado um pequeno plugger ou uma ponta romba de um papel para empurrar as lascas de dentina apicalmente. Deve-se ter o cuidado de recolher as lascas dispersas levantadas pela lima ou broca à volta do fundo da câmara pulpar e embalá-las apicalmente. Para este efeito, podem ser utilizadas limas 1 ou 2 tamanhos maiores do que a lima apical principal ou um plugger muito pequeno ou uma ponta de papel. Com uma lima número 15/20, a obturação apical é testada para verificar se a densidade é completa. Um tampão denso com pelo menos 1 mm de espessura deve oferecer resistência à perfuração pela lima. O canal é então obturado com guta percha em conjunto com um selante. O facto de as limas de dentina estimularem a osteodentina ou a cementogénese está bem fundamentado. **Gottlieb e Orban** observaram a formação de cemento à volta das limalhas de dentina no ligamento periodontal já em 1921.

Mayer e Ketter preencheram 130 canais com lascas de dentina apical e registaram 91% de sucesso. Mais tarde, **Ketter** relatou um sucesso de 95% com um fecho semelhante ao cemento no ápice. **Waechter** e **Pritz** também relataram a obturação com "osteocemento" em 20 casos. **Baume** descreveu encerramentos de "osteodentina" mas calcificação incompleta em todas as suas secções histológicas seriadas . [48]

ElDeeb referiu que a presença do tampão dentinário apical foi significativamente eficaz no confinamento das soluções de irrigação e do material de preenchimento ao espaço do canal . [68]

Oswald e Friedman observaram que as lascas de dentina - conduzem a uma cicatrização mais rápida, inflamação mínima e deposição de cemento apical, mesmo quando o ápice está perfurado. Também fornece uma matriz apical contra a qual a guta-percha é compactada .[12]

Holanda, de São Paulo, descobriu, no entanto, que as lascas de dentina, se infectadas, são um sério impedimento para a cicatrização, e **Torneck** descobriu que algumas lascas de dentina podem realmente irritar e dificultar a reparação . [10]

Um estudo efectuado em macacos na Universidade de Loma Linda indicou que é evidente que o componente inorgânico da hidroxiapatite da dentina é o principal estimulante na formação de mais tecido duro e inflamação do que as lascas de dentina fresca ou a dentina desmineralizada[9] .

Voltando aos estudos alemães originais, através dos relatórios de **Erasquin** em 1972 e **Tronstad** em 1978, e incluindo relatórios mais recentes, deve concluir-se que a obturação apical com lascas de dentina é uma contribuição valiosa para o sucesso endodôntico e merece ser mais amplamente utilizada .[9]

b) Preenchimento apical com hidróxido de cálcio[69]

A cementogénese, estimulada pelas obturações de dentina, parece ser reproduzida, bem como pelo hidróxido de cálcio.

Um estudo relatou que os tampões de hidróxido de cálcio e os tampões de dentina resultaram numa calcificação significativa no forame. No entanto, a calcificação observada com os tampões de dentina foi mais completa do que a observada com os tampões de hidróxido de cálcio. Outra investigação concluiu que os tampões de hidróxido de cálcio produzem uma resposta periapical que, no geral, é indistinguível da produzida pelos tampões de dentina .[70]

O hidróxido de cálcio pode ser colocado como um tampão apical no estado seco ou húmido. O pó de hidróxido de cálcio seco pode ser depositado no orifício do canal a partir de um suporte de amálgama esterilizado. O bolus pode então ser forçado apicalmente com um obturador pré-medido e batido para colocação com a lima apical do último tamanho que foi utilizado. O material deve ser bem condensado a 1- 2mm perto do ápice para bloquear o forame .[69]

O hidróxido de cálcio húmido pode ser colocado de várias formas: como descrito acima com o suporte de amálgama e o obturador, com uma lentuloespiral, ou por injeção de uma das seringas comerciais carregadas com hidróxido de cálcio, Calasept (J.S. Dental Products, Suécia, EUA) ou Temp Canal (Pulpdent Corporation). Neste último método, a pasta de hidróxido de cálcio é depositada diretamente no forame apical a partir de um obturador pré-medido. Na comparação das técnicas de obturação de canais curvos pequenos e inteiros com hidróxido de cálcio, o grupo da Carolina do Norte verificou que a Lentulospiral é a mais eficaz, seguida do sistema de injeção[48] . a rotação no sentido contrário ao dos ponteiros do relógio de uma lima n.º 25 foi a menos eficaz. Se o depósito de hidróxido de cálcio for suficientemente espesso e bem condensado, deve servir não só como estimulante do crescimento do cimento, mas também como barreira à extrusão da obturação com guta percha bem compactada.

INJECÇÃO OU "OBTURAÇÃO EM ESPIRAL"

Em todo o caso, o preenchimento de todo o canal radicular através da injeção, bombeamento ou espiralização de material no local é muito atrativo. Os métodos ficam aquém das expectativas, quer porque a técnica é inadequada, quer porque os materiais utilizados não são apropriados.

Estes métodos partilham algumas dificuldades ou problemas comuns:

É difícil controlar a extensão. Em todos os métodos de bombagem ou injeção, a manutenção de uma constrição apical é de importância primordial. Melhorias recentes na conceção da seringa de pressão permitiram um certo grau de controlo do enchimento excessivo. A Lee Pharmaceuticals introduziu uma seringa de pressão adaptada com um êmbolo de rosca do tipo micrométrico que pode injetar uma quantidade igual e pequena de material em cada rotação do êmbolo.

É difícil controlar a sub-extensão com técnicas de injeção ou de bombagem. Não há garantia de eficácia do selamento, uma vez que não é fácil controlar com precisão e segurança ou compactar materiais viscosos ou pastosos. Isto leva a uma obturação incompleta com espaços parcialmente preenchidos no canal. A subextensão, juntamente com a reabsorção e solubilidade do material, conduziria à percolação de fluidos, com subsequente inflamação periapical.

Num estudo que utilizou os cimentos Adaptic, AH-26, Cavit, Develon e ZOE colocados nos canais através de uma seringa de pressão, **Fogel** referiu que, após 30 dias, todas as obturações apresentavam infiltrações, com o AH-26 a apresentar a menor fuga marginal .[71]

É difícil evitar vazios no corpo da obturação. Se um vazio estiver localizado em frente a um canal acessório patente ou ao forame, ocorrerá percolação de fluido e a cicatrização completa poderá estar em risco. Os materiais selantes que contêm relativamente mais radiopacificadores dão a impressão de compacidade apesar da presença de pequenos vazios no corpo da obturação. As pastas de Eucapercha ou Chloropercha bombeadas para o espaço do canal encolherão substancialmente à medida que o solvente se evapora. É provável que se desenvolvam espaços vazios e que o selamento seja afetado. Além disso, durante a mistura de uma pasta, deve ser evitado um movimento demasiado rápido de agitação ou batimento, porque pode incorporar bolhas de ar na mistura.

É difícil preencher de forma eficaz e segura o complexo sistema de canais radiculares, incluindo os canais acessórios, com pastas, cimentos ou materiais plásticos devido à falta de pressão positiva.

OBTURAÇÃO TOTALMENTE AUTOMÁTICA DE CANAIS RADICULARES[72]

Durante a limpeza dos canais com o método totalmente automático descrito por **Lussi et al**. não é removida qualquer dentina, pelo que o dente não fica enfraquecido. No entanto, este facto impossibilita a obturação dos canais com as técnicas convencionais.

Um método que emprega um vácuo parcial inferior a 10 milibares produziu obturações perfeitas tanto in vitro como in vivo em condições clínicas. É efectuada uma ligação hermética entre a câmara pulpar e uma bomba de vácuo de alta eficiência e, após aproximadamente 10 minutos, é atingido o vácuo parcial necessário. Entretanto, o material de enchimento é misturado e colocado no recipiente especial. Ao abrir uma torneira, este fica ligado ao sistema de canais radiculares e a pasta é sugada para dentro dos canais pelo vácuo parcial. Recomenda-se que as pontas de guta-percha sejam depois inseridas nos canais para facilitar qualquer tratamento posterior.

O tubo conduz à bomba de vácuo e o reservatório por baixo contém a pasta de enchimento. Depois de atingido o grau de vácuo desejado, o material de obturação é empurrado para dentro, permitindo que a pasta flua para o sistema de canais radiculares. A bola é necessária para evitar que o ar seja aspirado para dentro do reservatório.

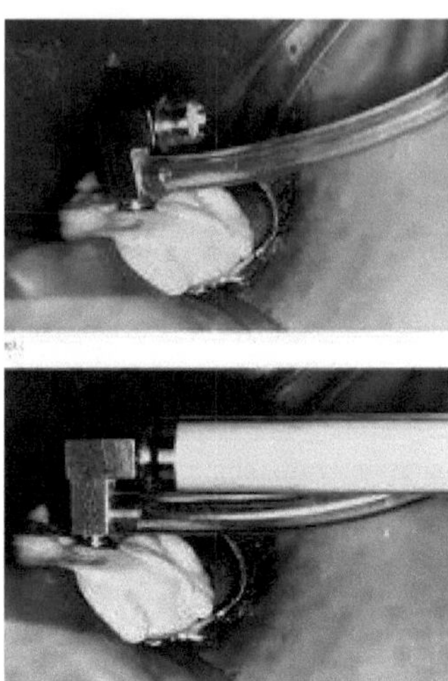

fig.45. BOMBA DE VÁCUO DE ALTO RENDIMENTO

PROCEDIMENTO:-

É essencial, tanto para a preparação do canal radicular como para a obturação, criar um vácuo parcial no sistema de canais radiculares. Uma possibilidade é construir o dente com compósito utilizando um agente de ligação da dentina e do esmalte.

Uma bainha é fixada na preparação do acesso através da polimerização do compósito à volta e, em seguida, o aparelho é ligado para produzir o vácuo parcial. Quando a pressão negativa desejada é atingida, a pasta de enchimento é aspirada para o sistema de canais radiculares. Para que a pasta de enchimento fique livre de bolhas, também ela é sujeita a um vácuo parcial.

Uma vez que o método de preparação totalmente automático só foi testado em alguns pacientes, a obturação totalmente automática foi até agora efectuada quase exclusivamente em canais radiculares preparados convencionalmente.

MATERIAIS DE PREENCHIMENTO CORONAL TEMPORÁRIO

A microinfiltração coronal é um fator importante na etiologia do insucesso do tratamento; por conseguinte, os materiais e as técnicas devem ser examinados quanto à sua capacidade de minimizar esta fuga[22] . A fuga coronal leva à contaminação do canal, impedindo a conclusão satisfatória de cada etapa do tratamento do canal radicular.

Torabinejad salientou que, durante ou após o tratamento, os canais radiculares podem ser contaminados em várias circunstâncias :[71]

- Se o selo temporário se tiver rompido.
- Se os materiais de obturação e/ou a estrutura do dente estiverem fracturados ou tiverem sido perdidos.
- Se o paciente adiar a restauração definitiva durante demasiado tempo.

Uma quantidade invulgar de tempo e esforço de investigação tem sido dedicada a testar a eficácia de vários materiais de obturação coronal intermédios. Vários materiais têm sido utilizados para selar preparações criadas para o acesso endodôntico.

Deve ser selecionado um material para a temporização que forneça as seguintes caraterísticas :[16]

- Um vedante marginal que impede a fuga do ambiente oral.
- Proteção da estrutura dentária até à colocação da restauração definitiva.
- Uma selagem adequada do próprio material temporário
- Variação dimensional que se aproxima muito da estrutura do dente.
- Resistência à dissolução no fluido oral.
- Resistência à abrasão e à compressão.
- Facilidade de inserção e remoção

- Retenção de quaisquer medicamentos intracanais colocados.
- Um aspeto estético aceitável quando indicado.

MATERIAIS ESPECÍFICOS PARA TEMPORIZAÇÃO[15]

O óxido de zinco eugenol (ZOE) é o tipo mais comum de cimento utilizado para temporização e está disponível como material de restauração intermédio (IRM). O IRM foi originalmente desenvolvido pela L-D, Caulk Co, para ser utilizado por dentistas militares na destartarização de dentes com envolvimento carioso profundo mas sem exposição pulpar. O Cavit (ESPE) é utilizado frequentemente em grande parte do mundo devido à sua formulação fácil, sem mistura, e também porque proporciona uma selagem superior.

O TERM (Temporary Endodontic Restorative Material, L-D, Caulk Co.), uma resina visível e fotopolimerizável, também tem sido amplamente utilizado.

Foi efectuada uma investigação exaustiva para determinar quais os materiais que demonstram qualidades superiores em todas as situações. Nenhum material foi considerado universalmente superior. No entanto, algumas circunstâncias favorecem a utilização de materiais específicos. É necessário que o clínico reconheça os factores clínicos que determinam a escolha de um material em detrimento de outro.

Cavit é um cimento pré-misturado de acetato de cloreto de polivinilo e sulfato de cálcio, preparado comercialmente e catalisado pelo contacto com água ou fluidos orais.

Webber e colegas descobriram que é necessária uma espessura de pelo menos 3,5 mm de Cavit para evitar fugas. A vantagem mais significativa do Cavit, quando utilizado numa espessura adequada e na presença de água, é o facto de proporcionar uma vedação superior à de outros materiais disponíveis, devido à sua expansão durante o endurecimento.

O IRM é um pó de óxido de zinco reforçado com polímeros (20% de polmeltilmetacrilato) misturado com o líquido IRM (eugenol e I% de ácido acético) no bloco operatório. O IRM tem um coeficiente de expansão linear que é apenas metade do do Cavit, mas uma resistência à compressão que é quase o dobro da do Cavit. Assim, embora possa vazar mais devido à contração na presa, a sua maior resistência pode levar os clínicos a favorecer a sua utilização em áreas de grande tensão oclusal. Existem provas contraditórias quanto ao facto de as alterações nas proporções de pó e líquido afectarem a fuga do IRM.

TERM é uma resina curada com luz visível. A sua vantagem inclui uma melhor estética do que o IRM e o Cavit e possivelmente menos fugas quando não existe espaço suficiente para selar com o Cavit.

Andersen et al descobriram que o TERM manteve uma vedação estanque durante 3 meses em 60% dos dentes que testaram.

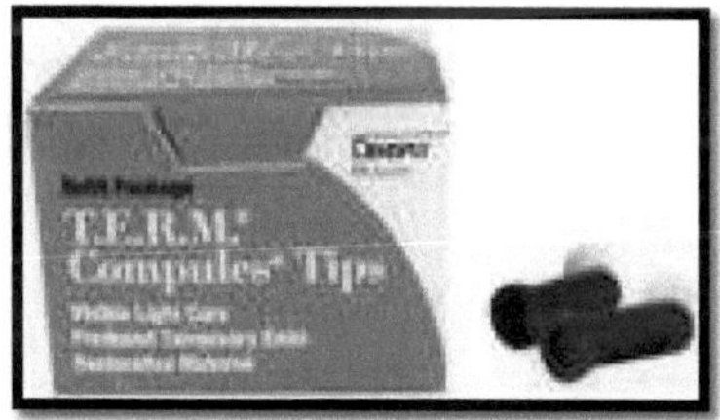

Fig.46. TERMO

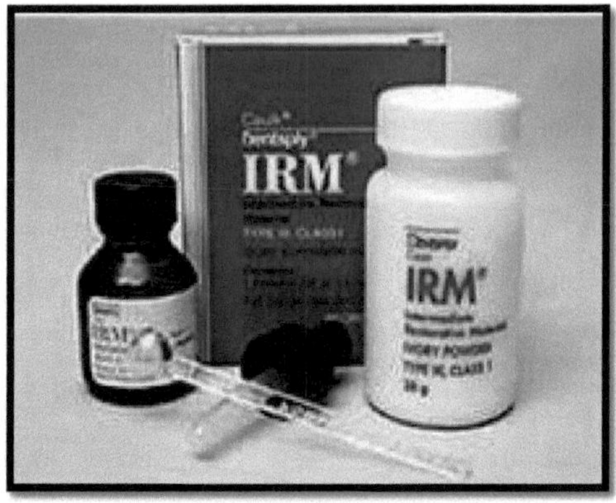

Fig.47. IRM

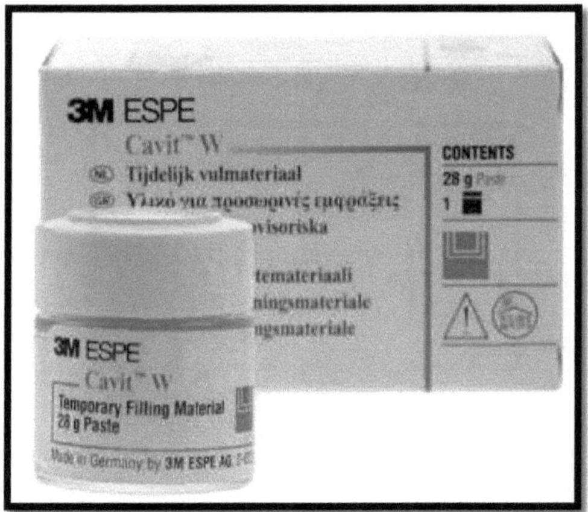

Fig.48. CAVIT

Hansen et al testaram espessuras de 1, 2, 3 e 4 mm de TERM colocadas na preparação de acesso. Não foram encontradas diferenças significativas nas quantidades de fugas entre quaisquer espessuras 1 e 24 horas, ou ao fim de 1, 3 e 5 semanas.

O TERM pode ser adequado para temporização quando existe menos de 4 mm de espaço

A amálgama é também defendida como um material de eleição para selar a preparação. As razões para utilizar a amálgama incluem:

1) Quando o acesso é efectuado através de uma restauração de gesso (a amálgama será assim uma restauração permanente)

2) Quando se prevê que uma restauração permanente não possa ser colocada durante um período de tempo alargado, e

3) Quando forças oclusais muito pesadas impedem a utilização de IRM.

No caso dos dois últimos, no entanto, é fundamental que o paciente seja informado de que a amálgama não se destina a ser permanente, e que uma restauração definitiva (cobertura de cúspide em todos os dentes posteriores) deve ser colocada o mais rapidamente possível.

COMPARAÇÕES DE VÁRIOS MATERIAIS [39]

Apesar da multiplicidade de materiais utilizados para a obturação temporária do preparos de acesso endodôntico, apenas o Cavit e o IRM resistiram aos rigores dos testes e da avaliação. A estes últimos juntou-se o TERM. Nos últimos 10 anos, muitos estudos compararam o Cavit, o IRM e o TERM. Em concordância quase universal, os investigadores concluíram que o Cavit tem menos fugas do que o IRM. Além disso, chegou-se a uma conclusão semelhante quando o TERM foi comparado com o IRM. **Mayor e Eickholz** encontraram condições marginais comparáveis entre o ERM e o Cavit após termociclagem e carga mecânica.[68]

Por outro lado, num estudo de fuga bacteriana, **Beach et al** mostraram que o Cavit, embora não fosse diferente do IRM, proporcionava uma vedação significativamente melhor do que o TERM após 3 semanas.

COLOCAÇÃO DE OBTURAÇÕES PROVISÓRIAS:

Estes materiais proporcionarão uma vedação e resistência adequadas se forem utilizados em espessuras suficientes. É essencial que todos os materiais sejam colocados numa preparação de acesso com paredes paralelas ou, de preferência, divergentes. Isto é necessário para evitar que as forças mastigatórias façam com que o material de preenchimento temporário seja empurrado na direção apical, destruindo assim o selamento marginal. Depois de os canais terem sido adequadamente preenchidos (com guta-percha ou medicamento intracanal interponto), deve ser colocada uma bola de algodão seco para ocluir o orifício do canal.

A pelota de algodão utilizada deve ser suficientemente espessa para bloquear os movimentos do material temporário para dentro do canal, simplificando assim o acesso para a terapia endodôntica subsequente ou procedimentos de restauração. Por outro lado, deve ser suficientemente fino para permitir a colocação de uma espessura adequada de material provisório. É necessária uma espessura de, pelo menos, 3 mm. A colocação correta do material envolve uma adição gradual. As quantidades iniciais são colocadas com uma "cauda de castor" ou outros instrumentos em forma de pá (por exemplo, Glick# 1 ou Woodson) para cobrir a base (a bolinha de algodão).

O material é então espalhado contra uma parede e puxado para a margem da superfície da cavidade. Esta técnica é depois utilizada de forma semelhante contra a parede oposta. O centro é preenchido por último e todo o material é comprimido apicalmente. O excesso grosseiro pode ser removido com o mesmo instrumento, embora esta técnica produza apenas pequenos excessos, o excesso pode ser limpo com um aplicador com ponta de algodão húmido, tendo sempre o cuidado de puxar em direção às margens. A fixação completa demora aproximadamente uma hora, pelo que devem ser dadas ao doente instruções pós-operatórias adequadas.

INSTRUÇÕES PARA O PACIENTE APÓS A OBTURAÇÃO DO CANAL

O doente deve ser avisado de que os dentes podem ficar ligeiramente sensíveis durante alguns dias. O desconforto pode dever-se à sensibilidade ao possível excesso de material de obturação empurrado para além do forame apical. O excesso de selante é normalmente absorvido em poucos meses. A dor causada pela inflamação apical temporária pode ser aliviada com analgésicos e lavagens frequentes com soro fisiológico morno (1 colher de chá de sal por cada copo de água morna). O doente é aconselhado a manter a água morna na área afetada durante 10 segundos, esvaziar a boca e repetir o procedimento até que todo o copo de água morna tenha sido utilizado. Se ocorrer inchaço, devem ser aplicadas compressas frias ou um saco de gelo no rosto sobre a zona afetada durante 10 minutos e 20 minutos durante várias horas.

Este aquecimento intra-oral e arrefecimento extra-oral é geralmente eficaz no alívio do inchaço e desconforto pós-endodôntico. Em casos graves, podem ser prescritos medicamentos anti-inflamatórios, como os corticosteróides, juntamente com um antibiótico. As penicilinas, as cefalosporinas e o metronidazol são antibióticos bactericidas normalmente utilizados contra os agentes patogénicos endodônticos. A amoxicilina é geralmente considerada a penicilina de primeira escolha devido à sua absorção um pouco melhor a partir do intestino .[9]

O doente deve ser aconselhado a não mastigar indevidamente o dente até este estar protegido por uma restauração definitiva.

CONTROLO DE RETIRADA[9]

Antes de o doente ser dispensado, deve ser marcado um controlo para avaliação clínica da reparação dos tecidos e do progresso da cicatrização. Se a perda óssea for extensa ou se a terapêutica for invulgar ou prolongada, o primeiro controlo periódico deve ser efectuado no prazo de 3 meses; na maioria dos casos, os doentes são reavaliados no prazo de 6 meses. A comparação da nova radiografia com a anterior deve mostrar uma regeneração contínua do osso. A regeneração óssea completa e a cicatrização requerem alguns meses a 4 anos.

O tecido periapical de um dente tratado endodonticamente sem uma área de rarefação deve continuar a parecer normal no controlo de retorno. A radiografia de uma obturação bem sucedida do canal radicular deve mostrar o ligamento periodontal com uma espessura uniforme e a lâmina dura contínua ao longo das superfícies laterais da raiz e à volta do ápice. A obturação do canal radicular deve parecer homogeneamente densa e preenchida até à junção dentina-cemento.

O dente deve ser totalmente confortável para o paciente e poder ser utilizado como um membro útil do aparelho de mastigação.

CONCLUSÃO

O sucesso do tratamento não cirúrgico dos canais radiculares depende de uma limpeza e modelação meticulosas do sistema de canais, da sua obturação tridimensional e de uma restauração coronal bem ajustada e "sem fugas". Ao longo dos anos, os problemas com uma técnica levaram frequentemente ao desenvolvimento de novos métodos de obturação, juntamente com o reconhecimento de que nenhum método de obturação pode satisfazer todos os casos clínicos.

O profissional astuto deve reconhecer que nenhuma técnica de obturação em particular irá satisfazer a miríade de casos clínicos que requerem terapia endodôntica. O método de obturação selecionado, quer seja um método convencional ou um dos contemporâneos, deve ser consistente com os objectivos gerais da prática clínica, ou seja, proporcionar os melhores cuidados possíveis aos nossos pacientes.

Embora todas as técnicas de obturação tenham as suas próprias vantagens e desvantagens, o clínico deve ter uma mente suficientemente aberta para aceitar e dominar uma série de técnicas de obturação e não se concentrar apenas numa. Ao mesmo tempo, ele ou ela deve ser capaz de fornecer uma fundamentação biologicamente sólida para o método que ele ou ela escolher.

Com o tempo, esta filosofia irá gerar profissionais de medicina dentária capazes não só de resolver problemas, mas também de pensar de forma crítica.

REVISÃO DE LITERATURA

- **Chew Han Ho**[70] et al, em janeiro de 2003, realizaram um estudo para investigar as alterações in vitro do pH na dentina radicular durante um período de duas semanas após a colocação intracanal de pontas de hidróxido de cálcio Roeko plus. Os resultados mostraram que estas pontas mantiveram a alcalinidade na dentina apenas durante 7 dias.

- **Shur AL, Sedgley CM, Fenno JC**[31] em setembro de 2003, conceberam um estudo para determinar se a guta-percha contendo iodofórmio inibe o crescimento de potenciais agentes patogénicos endodônticos. Os resultados mostraram que a guta-percha 'MGP' inibiu S. aureus, S. sanguis, A. odontolyticus e F. nucleatum. Nem a guta-percha sem iodofórmio nem a guta-percha 'MGP' inibiram o crescimento de E. faecalis, E. coli ou P. aeruginosa.

- **Sarmi C, Mickel AK, Huffaker K, Neibaur B**[32] em 2005 efectuou um estudo para testar a capacidade de uma guta-percha com iodofórmio disponível no mercado para atrasar a infiltração de Enterococcus faecalis utilizando um modelo de microinfiltração. Os resultados não mostraram qualquer diferença significativa entre as amostras de guta-percha iodofórmica e regular no retardamento da microinfiltração de E. faecalis ($p > 0,05$).

- **Gencoglu N, Sener G**[42] em 2005 investigaram a toxicidade de órgãos remotos e a reação do tecido conjuntivo de dois cimentos para canais radiculares (GuttaFill e EndoRez) e compararam com o cimento Kerr utilizando alguns parâmetros bioquímicos e histopatológicos. Ambos os cimentos mostraram boa compatibilidade e toxicidade tecidular aceitável.

- **Elayouti A, Acheithmer C**[28] em 2006 realizaram um estudo para detetar áreas não preenchidas e avaliar a adaptação do Gutta-flow às paredes do canal radicular, em comparação com a técnica de condensação lateral a frio e de guta-percha termoplastificada comummente utilizada. Verificou-se que o Gutta-flow preencheu completamente o canal radicular, mas pequenos espaços vazios estavam frequentemente presentes no núcleo do material de preenchimento.

- **Melker KB e Vertucci F**[30] em 2006 realizaram um estudo in vitro com o objetivo de avaliar a eficácia antimicrobiana das formulações de guta-percha comercialmente disponíveis contra os agentes patogénicos endodônticos. O resultado deste estudo sugeriu que a utilização de guta-percha contendo tetraciclina como material de obturação pode ser útil como complemento aos procedimentos de limpeza e desinfeção do canal radicular.

- **Bodrumlu E, Tunga U**[37] em 2006, efectuaram um estudo para avaliar e comparar a eficácia antimicrobiana e antifúngica do GP Medicado e dos cones de guta-percha normal em diferentes períodos de tempo, utilizando o método de difusão em disco. Os resultados mostraram que as caraterísticas antimicrobianas e antifúngicas do MGP podem oferecer vantagens adicionais em relação à guta-percha convencional.

- **Karr NA, Baumgartner JC**[39] realizaram um estudo em junho de 2007, para avaliar o fluxo de guta percha e Resilon em sulcos laterais e depressão. O estudo mostrou um fluxo semelhante em ambos os casos.

- **Sagsen B, Kahraman Y**[61] em 2007 conceberam um estudo para comparar a resistência à fratura de raízes preenchidas com diferentes materiais, ou seja, guta-percha e AH 26 e Resilon e Epiphany sealer. Os resultados mostraram que todos os materiais utilizados no estudo reforçaram os canais radiculares preparados.

- **Barnett F e Trope M**[16] em 2004, publicaram um artigo para apresentar as caraterísticas do Resilon, um novo material de obturação endodôntica à base de resina. Eles observaram que são necessários mais estudos para confirmar o desempenho clínico dessas técnicas para substituir a guta-percha.

- **Hiraishi N, Papacchini F, Loushine RJ**[35] em 2005, realizaram um estudo para testar a resistência ao cisalhamento do Resilon a um selante de canal radicular à base de metacrilato. O resultado mostrou que a quantidade de dimetacrilato incorporada no Resilon pode ainda não estar optimizada para um acoplamento químico eficaz às resinas de metacrilato.

- **Sehirrmeister JF, Meyer KM**[51] em 2005, efectuaram um estudo para avaliar a eficácia da instrumentação manual e rotativa para a remoção do Epiphany compactado verticalmente e da guta-percha durante o retratamento. O resultado mostrou que a remoção do Epiphany compactado verticalmente resultou em menos material de obturação remanescente do que a remoção da guta-percha compactada verticalmente.

❖ **Eply SR e Fleichman J**[40] em 2006, realizaram um estudo in vitro para comparar a presença de espaços vazios em canais radiculares obturados por dois métodos tradicionais, utilizando um cimento de óxido de zinco eugenol e Resilon. O resultado mostrou que os métodos de condensação lateral apresentaram significativamente mais vazios.

❖ **Tunga U e Bodrumiu E**[36] em setembro de 2006, conceberam um estudo para comparar a fuga permitida por diferentes materiais de obturação, utilizando um método de transporte de fluidos. Concluiu-se que dos materiais testados. O Ephiphany permitiu a menor fuga.

❖ **Pitout E, Gerhardus T**[62] em 2006, efectuaram um estudo para comparar a microleucagem de um canal radicular preenchido com Resilon ou guta percha, utilizando a condensação lateral a frio ou o Sistema B e o resultado mostrou que a capacidade do Resilon e da guta percha para selar o canal é semelhante.

❖ **Tay FR, e Pashley DH**[17] em 2007, publicaram uma revisão que foi uma tentativa de dar um significado mais amplo ao termo monobloco e de ver como esta definição pode ser aplicada aos materiais que foram utilizados no passado e no presente para a reabilitação do espaço do canal radicular.

❖ **Hammad M e Qualtrough A**[52] em 2007, realizaram um estudo para comparar as forças verticais para a fratura de dentes obturados com diferentes materiais. Concluiu que a obturação das raízes com obturação à base de resina aumentava a resistência dos dentes obturados com canal radicular à fratura vertical da raiz.

- **Gutmann JL, Saunders W**[56] em 1993, realizaram um estudo para comparar a ação e colocação de Thermafil, com a condensação lateral de guta-percha num modelo dentário específico. O resultado mostrou que, quando o orifício apical estava patente, havia uma propensão significativa para a extrusão de materiais de preenchimento para além do ápice com a técnica Thermafil.

- **Weller RN e Koch KA**[68] em 1994, realizaram um estudo para medir as temperaturas intracanais in vitro produzidas pela injeção de guta-percha termoplastificada a alta temperatura. Os resultados mostraram que houve um aumento clinicamente relevante nas temperaturas registadas no canal radicular para as três configurações de temperatura, com o intervalo médio de temperatura de 52 graus C a 61,58 graus C.

- **Lioyd A, Thompson J, Gutmann JL, Dummer P**[63] em 1995, estudou a capacidade de selagem da técnica Trifecta na presença ou ausência de um estudo de esfregaço mostrou que havia significativamente mais extrusão de selante com a técnica Trifecta em comparação com a condensação lateral, pelo que esta última era a melhor das duas.

- **Cristopher SL, Apicella MJ**[21] em janeiro de 2005, realizaram um estudo para comparar quantitativamente a densidade da compactação lateral fria padrão de guta percha e a compactação vertical quente utilizando a técnica de onda contínua de condensação. O resultado mostrou que a técnica de onda contínua produziu maior densidade do que a técnica tradicional.

- **Gordon MPJ, Love RM, Chandler NP**[24] em 2005, realizaram um estudo para avaliação de cones de guta-percha cónicos de 0,06 para preenchimento de canais radiculares curvos preparados com cone de 0,06. Os resultados mostraram que a técnica de cone único de conicidade 0,06 era comparável à condensação lateral na quantidade de guta-percha que ocupava um canal preparado com conicidade 0,06.

- **Kececi AD, Celik G**[50] em 2005, conceberam um estudo para comparar as técnicas de obturação de compactação lateral a frio e de onda contínua após técnicas de instrumentação manual ou rotativa. O resultado mostrou que a distribuição dos materiais de obturação era semelhante em todas as combinações de técnicas de instrumentação e obturação. A técnica de onda contínua foi mais rápida do que a compactação lateral e extrudiu mais selante.

- **Gopikrishna V e Parameswaren A** [11] em 2006, efectuaram um estudo para verificar a capacidade de selamento coronal de três técnicas de obturação seccional Thermafil e compactação vertical quente, em comparação com a condensação lateral a frio e a preparação do espaço posterior. Os resultados indicaram que as técnicas de obturação seccional são superiores à condensação lateral quando um dente necessita de um espaço posterior após a obturação.

- **Collins J, Walker M**[53] em 2006, conceberam um estudo para comparar três técnicas de obturação com guta percha, lateral fria, lateral quente e vertical quente, utilizando um modelo de dente dividido. Os resultados mostraram que ambas as técnicas quentes foram significativamente melhores a replicar defeitos do que a técnica de condensação lateral a frio.

BIBLIOGRAFIA

1. Cohen S, Hargreaves KM. Pathways of the pulp.10th ed. St. Louis, Missouri: Mosby Elsevier; 2011.P-349-383.

2. Whitworth J. Métodos de obturação de canais radiculares: princípios e práticas. Tópicos de Endodontia 2005;12:2-24.

3. Fisher MA, Berzins DW, Bahcall JK. Uma comparação in vitro da resistência de união de vários materiais de obturação à dentina do canal radicular, utilizando um desenho de teste push-out. J Endod. 2007;33(7):856-8.

4. Miner MR, Berzins DW, Bahcall JK. Uma comparação das propriedades térmicas entre a guta-percha e um material de obturação do canal radicular à base de polímero sintético (Resilon). J Endod. 2006;32(7):683-6.

5. Jack RM, Goodell GG. Comparação in vitro da microinfiltração coronal entre Resilon isolado e guta-percha com uma barreira intraorificial de ionómero de vidro utilizando um modelo de filtração de fluidos. J Endod. 2008;34(6):718-20.

6. Al-Dewani N, Hayes SJ, Dummer PM. Avaliação da técnica de obturação Trifecta. Endod Dent Traumatol. 2000;16(2):75-83.

7. Tay FR, Loushine RJ, Monticelli F, Weller RN, Breschi L, Ferrari M, Pashley DH. Effectiveness of resin-coated gutta-percha cones and a dual-cured, hydrophilic methacrylate resin-based sealer in obturating root canals. J Endod. 2005;31(9):659-64.

8. Fransen JN, He J, Glickman GN, Rios A, Shulman JD, Honeyman A. Avaliação comparativa do ActiV GP/selante de ionómero de vidro, Resilon/Epiphany e obturação com guta-percha/AH plus: um estudo de fugas bacterianas. J Endod. 2008;34(6):725-7.

9. Ingle JI, Bakland LK, Baumgartner JC. Endodontia de Ingle. 6th ed. Hamilton,

Ontário: BC Decker Inc; 2008. P-1019-1079

10. Cohen S, Burns RC. Textbook of pathways of the pulp; 9th ed. St. Louis, Missouri: Mosby Elsevier; 2005. P-358-39.

1 1 .Gopikrishnan V, Kandaswamy D, Prakash R: Gutta -percha An untold story J Endod;35(3)143-149.

1 2. Dabbas U, Dabbas VK. Textbook of Endodontics; 2nd ed. AITBS publishers;2011. P-461495.

1 3 Torabinejad M. Endodontic Practice; 4rh ed. Saunders;2008. p-234-257.

14. K Anil. Textbook of Endodontics; 1st ed. Elseveir 2009. p-185-189

15. Grossman LI. Endodontic practice; Tenth edition. wolters kluwer; 2010. p-208-307.

16. Banette Fredrick, Trope martin. Resilon: Um novo material parare place g tt pua-erca . h Grupo de saúde oral, dezembro de 2004

17. Tay, FR, Pashley DH. Monoblocos em canais radiculares: Um objetivo hipotético ou tangível. J Endod 2007;33(4):391-396

18. Harvey W.F, Lloyd JU. Guta-percha do King's American Dispensatory

19. http://collections.ic.gc.ca/cable/gutta.html. História do cabo transatlântico guta percha no fio do cabo.

20. http://www.bogeystobirdies.Com/golfball.

21. Cristopher SL, Apicella MJ, Comparação da densidade de obturação da compactação lateral a frio versus compactação vertical a quente utilizando a técnica de onda contínua de condensação. J. Endod 2005;31(1):37-39

22. Sritharan A. Estudo comparativo da capacidade de selamento apical de um novo

selante de canais radiculares à base de resina. J Endod. 2004;30(6):403-405.

23. Schilder H, Goodman A, Aldrich H. As propriedades termomecânicas de guta percha Parte V. Alterações de volume em massa. Oral surgery oral pathol 1985 Mar,59(3):285-96

24. Gordon MPJ, Love RM, Chandler NP. Uma avaliação dos cones de guta-percha cónicos 006 para a obturação de canais radiculares curvos preparados com cone 0,06. Int Endod J 2005; 38:87-96.

25. Solomon M. Sorin, Seymour 0, Pearlstein F. Rejuvenescimento de cones endodônticos de guta-percha envelhecidos (frágeis).J Endod 1979; 5:233-238

26. Tay FR, Robert RJ. Eficácia dos cones de guta-percha revestidos de resina e de um selante à base de resina de metacrilato hidrofílico de cura dupla na obturação de canais radiculares. J Endod 2005;31(9):659- 664.

27. http://www.coltenewhaledent.com

28. Elayoti Ashraf, Acheithmer, Homogeneidade e adaptação de uma nova pasta de guta-percha ao canal radicular. J Endod 2005; 56(5) 437-440.

29. Emre B, Tayfun A. Ealuation of antimicrobial and antifungle effects of iodoform-integrating gutta percha. J Can Dent Assoc 2006;72(8):733-733d.

30. Melker. K, Vertucci.F. Antimirobial efficacy of medicated root canalfilling materials. J Endod 2006; 32(2):148-151.

3 1.Shur AL, Sedgley CM, Fenno UC. A eficácia antimicrobiana da guta percha "MPG" in vitro. Int Endod J 2003;36(9):616-621.

32. Sami C, Mickel A. In Vitro Assessment of lodoform gutta-percha. Endod 2005;31(11), 814116.

33. Orstavik D. Materiais utilizados para obturação de canais radiculares: testes

técnicos, biológicos e clínicos, Endodontic Topics 2005; 12: 25-38.

34. Ungor M, Onay EO, Orucoglu H. Resistência de união push-out: o sistema de obturação endodôntica Epiphany-Resilon comparado com diferentes pares de Epiphany, Resilon, AH Plus e guttapercha. Int Endod J 2006; 39:643-647.

35. Hiraishi N, Papacchini F, Loushine RJ, Weller RN, Ferrari M, Pashley DH, Tay FR. Resistência de união ao cisalhamento do Resilon a um selante de canal radicular à base de metacrilato. International Endodontic Journal 2005;38:753-763.

36. Umut T, Bodrumlu E. Avaliação da capacidade de selamento de um novo material de obturação do canal radicular. J Endod 2006; 32(9): 876-878

37. Bodrumlu E, Tunga U. Fuga apical do material obturador Resilon. J Endod 2006; 31(11): 814-818.

38. Baumgardener K R, Kell K V. Condensação ultra-sónica de guta percha. Um estudo in vivo da penetração do corante e do microscópio eletrónico de varrimento. J Endod 1990;16 (5): 253-258.

39. Karr NA, Baumgartner JC. Uma comparação entre a guta-percha e o Resilon na obturação de sulcos laterais e depressões.J Endod 2007;33(6):749-752.

40. Epley S, Fleischman J. Completude das obturações dos canais radiculares; técnica Epiphany versus técnica de guta percha. J Endod 2006;32(6):541-545.

41. Komath M, Verma HK Cimento de fosfato de cálcio totalmente injetável - uma promessa para a medicina dentária. Ind J Dent Res 2004;15(3):89-92.

42. Gencoglu N, Sener G. Comparação da biocompatibilidade e citotoxicidade de dois novos selantes de canais radiculares. Int Endod J 2005;38(12);943-946.

43. Camilleri J, Pitt Ford TR. Agregado de trióxido mineral: uma revisão dos

constituintes e das propriedades biológicas do material. Int Endod J 2006;39:747-754

44. Asgary S, Parirokh M, Eghbal MJ, Brink F. Diferenças químicas entre o agregado de trióxido mineral branco e cinzento. J Endod 2005;31(2):101-103

45. Torabinejad M, Chivian N. Aplicação clínica do agregado de trióxido mineral. J Endod 1999; 25(3):197-204

46. Schwarz RS, RobbinsJW Colocação de pilares e restauração de dentes tratados endodonticamente: uma revisão da literatura. J Endod 2004;23(5): 289-301

47. Liewehr FR. Obturação de um canal em forma de C utilizando um método melhorado de condensação lateral quente. J Endod 1993; I 9(6):47 4-47 8.

48. Weine F.S.Endodontic Therapy, primeira edição; Elsevir 2010; p- 423-478.

49. Estoque. C,Walker. R. Endodontics, Third Edition; Elsevier Mosby 2004. p-185 - 186.

50. Kececi AD, Elik C. Comparação das técnicas de compactação lateral a frio e de onda contínua de obturação após instrumentação manual ou rotativa. Int Endod J 2005;38 : 381388.

51. Schirrmeister JF, Meyer KM, Hermanns P, Altenburger MJ, Wrbas KT. Eficácia da instrumentação manual e rotativa para remover um novo material de obturação do canal radicular à base de polímero sintético (Epiphany) durante o retratamento. Int Endod J 2006; 39: 150-156.

52. Hammad.M, Qualtrough. A. Efeito de novos materiais obturadores na resistência à fratura vertical da raiz de dentes tratados endodonticamente. J Endod 2007:33(6) :732-736

53. Collins.J, Walker.M, Uma comparação de três técnicas de obturação com guta-

percha para reproduzir as irregularidades do canal. J Endod 2006;32(8):762-765.

54. Leo C, Apicello M. Comparação da densidade de obturação da compactação lateral a frio versus compactação vertical a quente utilizando a técnica de onda contínua de condensação. J Endod 2005;31(I):37-39.

55. Bodrumlu E, Tunga U. Capacidade de selamento coronal de um novo material de obturação de canais radiculares. J Endod 2007:32(9)876-878.

56. Gutmann JL, Saunders WP. Uma avaliação da técnica de obruração de plástico Thermafil. Parte 2: Adaptação do material e escalabilidade. Int Endod J I993:26 (3):179-183.

57. www.alphaseal.com

58. Maggiore F. MicroSeal svstem e técnica modificada. Dent Clin North Amrica 2004:48:217-264.

59. Schilder.H. Filling root canals in three dimensions J Endod 2006;32(4):281-290.

60. Chau JYM, Hutter JW. Estudo in vitro do desempenho de diferentes marcas de cone de gutapercha dentária. Int Endod J2003;36:302-307.

61. Sagsen B, Kahraman Y. Resistência à fratura de raízes preenchidas com três técnicas diferentes. Int Endod J 2007; 40: 3I-35.

62. Pitout E, Gerhardus T. Coronal leakage of teeth root filled with gutta percha or Resilon root canal filling material, J Endod 2006;32(9):879-881 .

63. Lloyd A,Thompson J,Gutmann JL,Dummer P. Sealability of the Trifecta technique in the presence or absence of a smear layer Int Endod J 1995;28(1), 35-40.

64. Silveira FF, Soares .JA. Influência negativa da técnica de onda contínua no selamento apical do sistema de canais radiculares com Resilon. J.OralSci 2007 ; 49 :I2I -128

65. Johnson BT, Bond MT. Fugas associadas ao preenchimento de incrementos simples ou múltiplos com o sistema de guta-percha Obtura II. J Endod1999;25(5):613-6 I 5.

66. Walton R. Avaliação histológica e comparação de diferentes métodos de alargamento dos canais radiculares. J Endod: 1996 37(2):304-306.

67. Hillar M. Rootarae S, John M. Powers gutta-percha as a function of temperature and its relationship to molecular phase transformation. Oral Surg Oral Med Oral Pathol 1985; 59:285296.

68. Weller RN e Koch KA. Temperaturas in vitro produzidas por um novo sistema de guta-percha iniectable aquecido. Int Endod J 2007; 6: 299-303.

69. Sincock. R,Hicks. L.M. Entrega de hidróxido de cálcio: Comparação de quatro técnicas de enchimento. J Endodod 2006:32(7):680-682.

70. Chew.H.H, Khoo.A. Alterações de pH na dentina radicular após a colocação intracanal de pontas de guta percha com hidróxido de cálcio melhorado. J Endod 2003;29(1);4-8.

71. Torabinejad M, Ung B. Penetração bacteriana in vitro de dentes endodonticamente não selados coronalmente. J Endod 1990;16(12):566-569.

72. Lussi Al, Stich H. Obturação de canais radiculares com diferentes selantes usando tecnologia não-instrumentada. Int Endod J 1993;32(17):17-23.

73. Mohammad Hammad,Msc, Alison Qualtrough,phd. avaliação da obturação do canal radicular: um estudo tridimensional an vitro.JOE;35(4):541-544.

74. P. Senthil Kumar, A. R. Vivekananda pai, Kundabala M. Homogeneidade da obturação do canal radicular com Guttaflow® utilizando a técnica de enchimento de fundo em comparação com a técnica convencional de compactação lateral utilizando a tomografia computorizada em espiral - um estudo in vitro.

Endodontologia

75. Klinik füer Zahnerhaltung, Um novo método para recuperar pontas de prata e instrumentos separados dos canais radiculares. JOE; 1998 24(6);446-448.

76. P Carrotte Endodontia: Parte 8 Preenchimento do sistema de canais radiculares. British Dental Journal 197, 667 - 672 (2004)

77. Lumbini Pathivada, Karthik Krishna Munagala, Aashima B Dang. Smartseal: Obturação da Nova Era. Anais da Especialidade Dentária 2013; Volume 01, Edição 01

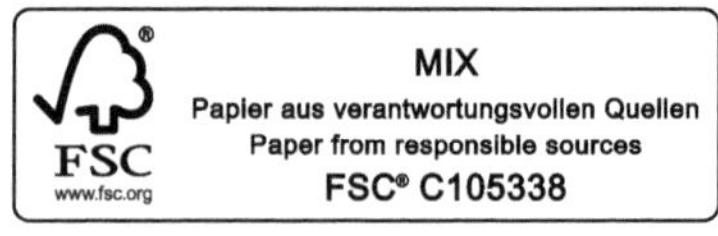

Printed by Books on Demand GmbH, Norderstedt / Germany